中公文庫

日本医家伝

吉村　昭

中央公論新社

目次

日本医家伝

山脇東洋

一

京都の夏は、暑い。

つらなる瓦にも路上にも強い陽光が照りつけ、その上四囲を山々にかこまれた盆地特有の湿気がよどみ、空気も死んだように風の渡る気配もない。

その都の一隅にある後藤艮山《こんざん》邸の一室で、少壮医家山脇東洋《やまわきとうよう》は正坐して師の艮山と対していた。艮山は、当代随一の古医方の医家であり、その容貌も大家らしい風格にみちている。すでに齢《よわい》は七十歳を越し、脇息《きょうそく》にもたれて、まばゆく光る庭の緑を眼を細めてながめていた。

東洋は、艮山の前に出ると、自分でも不思議に思えるほど体がかたくこわばるのを感じていた。

眼の前に幾分姿勢をくずして坐っている艮山の顔には、おだやかな老人らしい笑みがうかんでいる。艮山は、東洋に対していつも温い態度で接し、東洋が艮山を恐れる理由はないはずだった。

しかし、東洋は、師に甘える気持にはなれなかった。それは、時折みせる師の眼の光だった。顔には微笑がただよっていても、眼は笑っていない。それどころか、その細い眼からは物を刺しつらぬくような鋭い光が放たれ、両眼だけが顔の中に凍りついているようにみえるのだ。

東洋は、その眼光に接するたびに、艮山の医家としての過去を思わずにはいられなかった。自分は、恵まれた環境のもとに医家となり艮山のようなすぐれた大家を師とも仰ぐようになっている。しかし、師の過去は、それとは対照的な茨《いばら》の道であった。

後藤艮山は江戸の生れで、幼少のころ親につれられ京都に移り住んだ。家は貧しかったが生来の学問好きであった艮山は、学問で身を立てることを決意し、それには人命を救う医学をえらぶべきだと、医家を志した。

艮山は、大家のもとに弟子入りすることを願い、古医方の第一人者である名古屋玄医の門をたたいた。が、意気込んでいた艮山の期待は、完全に裏切られた。玄医は、紹介者もない艮山の入門をすげなく断ったのである。

艮山は、悲哀を感じると同時に、激しい憤りをおぼえた。かれの生れながらの強い気性が、名古屋玄医を見返してやろうという誓いとなった。

その日から、かれの血のにじむような医学に対する研鑽《けんさん》がはじまった。師をもたぬかれは全くの独学で、そのための苦しみも大きかったがやがてその努力は見事に開花して、名古屋玄医歿後、古医方としての一大医家の地位を築いてしまったのである。

良山は、そうした孤独な学究生活を経てきただけに、反俗的な傾向も濃かった。世の医家は、すべて僧侶のように頭髪を剃っていたが、良山は、医家が坊主のような頭をする必要はないと公言して髪をのばし髷《まげ》をつけていた。

そうした良山は、医家として敬意をはらわれながらも、社会常識に反する言動によって多くの医家たちに揶揄《やゆ》されていた。

良山は宝永六年、五十一歳の折に城崎温泉におもむき、温泉がその泉質によって病気や傷の治療に効能があると説き、熊の胆の服用や点灸をすぐれた医療方法であると発表していた。それに対して良山に好感をもたぬ医家たちは、その説を軽視して良山を湯熊《ゆのくま》灸庵と渾名《あだな》したりして冷笑していた。

しかし、偏狭な良山も、若い折の苦渋《くじゅう》にみちた経験から弟子の育成には殊のほか熱心だった。その結果、すぐれた医家が良山の門から数多く輩出したが、その中の傑出した弟子の一人が、山脇東洋であった。

東洋は、良山を師とすることに誇りを感じていた。それは、良山が、自分の眼で見、実地にたしかめることに徹した医家であり、東洋も師のその医学的態度を正しいと信じていたからだった。

その頃、「生類《しょうるい》憐《あわれみ》令」などという奇妙な政令まで出した第五代将軍綱吉以後、極度に腐敗した幕府政治の再建に手をつけた第八代将軍吉宗の政策は、学問の世界にも、新しい息吹となってあらわれはじめていた。

吉宗は、事実に即して物事を考える生来の性格から、ヨーロッパの学問導入にも理解をしめし、それまで禁じられていた洋書（漢訳）を読むことも許したりしていた。そして、吹上の御苑に紀州の工匠加藤金右衛門に命じて渾天儀《こんてんぎ》を作らせ、また長崎の職人に作らせた望遠鏡を使用して天体の観測をおこなわせ、神田佐久間町に測量台（天文台）を建設したりしていた。

そうした実証的な空気は、後藤艮山の医学に対する思想そのものだったと言っていい。

しかし、それまでの漢方医家たちは、実証精神には程遠い中国の医学をそのままうけつぎ、一歩も前進しようとする意欲をしめさなかった。それに対して艮山は、非科学的な中国医学を踏襲することに不満を感じ、すでに導入されはじめていたオランダ医学に、大きな関心をしめしていた。そしてそれは、山脇東洋をはじめ多くの門人たちに、実証精神尊重の学風としてうけつがれていた。

その日、山脇東洋は、暑い日射しの中を汗をぬぐいながら師の家の門をくぐった。東洋には、師に教えを請いたい問題があった。

挨拶もすみ言葉がとぎれた時、東洋は、庭に視線を向けている艮山に言った。

「先生、実は、今日は御教えを請いたいことがございまして参上いたしました」

艮山が、東洋に顔を向けた。その眼には、東洋を畏怖させているあの鋭い光がうかんでいた。

東洋は、言葉をついだ。

「かねがね考えていたことでございますが、古《いにしえ》より人体には、五臓六腑というものがあるとされておりますが、果して実際にその通りの臓腑があるのかどうか。大それたことを考える奴とお笑い遊ばすかもわかりませぬが、私は、それを実地に是非ともこの眼でたしかめたいのでございます」

東洋は、額にわく汗を拭いもせず、師の顔に眼を据えた。

艮山の眼が、閉じられた。

東洋は、師の機嫌を損じたのかと思った。五臓六腑説は、すでに疑いの余地のない定説となっている。肺・心・脾・肝・腎の五臓と、大腸・小腸・胃・胆・三焦（水分排出器官）・膀胱の六腑が人体の中にあることを疑うことは、医学そのものの否定ともとられかねない。師もそれに対して疑いを口にしたことはないし、五臓六腑説に批判の言を吐くことは、今まで教えを仰いできた師艮山への批判にもつながる。

しかし、東洋のそうした怖れは、杞憂《きゆう》にすぎなかった。眼をひらいた艮山の顔には、弟子の成長を温く見守る慈愛にみちた表情がただよっていた。

「良い心掛けだ。何事も医家たるべきものは、事実を自らの眼でたしかめねばならぬ。しかし、存じおる通り、遠く大宝律令以後人体を解くことは厳しく禁じられており、それをおかすわけにはいかぬ。どうじゃ、その代りに川獺《かわうそ》をひらいてみてはどうか。川獺の臓腑は、人間のものとよく似ているといわれておる故、それで或る程度願いは達せられよう。実は私も、川獺は何度も解いているのだ」

艮山の顔に刻まれた皺は、微笑のため一層ふかまった。

日射しが弱まって、蜩《ひぐらし》が庭の樹立ちの中で啼き出した。

東洋の顔は、明るくかがやいた。川獺の臓腑が人間のそれと似ているということは初耳だったし、師がすでに何度も試みているということも知らなかった。

川獺の体を解剖してみよう……、かれは、胸の動悸がたかまるのをおぼえながら、師の邸を辞した。

日は傾いていたが、暑さは衰えていなかった。

山脇東洋は、供の者を連れて足早に歩いていった。

二

山脇東洋は、江戸中期の宝永二年十二月十八日、丹波亀山の医家清水立安（号東軒）の子として生れた。名を尚徳、通称を道作といい、字は玄飛又は子樹、号を移山、後に東洋と称した。

幼い頃から学問に長じ、父の歿後も医学の研修に専念していたが、その才の非凡さは早くも周囲の驚異の的となっていた。

東洋は、二十二歳の春を迎えた。その年、実父清水立安の師である京都の医官山脇玄脩の眼にとまり、山脇家の養子に迎え入れられた。

山脇家は由緒ある医学界の名門であり、玄脩の父玄心は、宮中の侍医となり法印の位にものぼったほどの医家で、養寿院という号も授けられていた。

東洋の医家としての才は、恵まれた環境のもとに一層光彩を放ちはじめた。

養子に入ってから数年間は、東洋にとって心ぜわしい歳月であった。

翌享保十二年九月養父山脇玄脩が死去したため東洋は、享保十三年正月に山脇家の家督を相続した。そして、その暮れには家督相続の御礼言上の目的で京都から遠く江戸へおもむき、第八代将軍吉宗に御目見えをした。東洋は、二十四歳の若さであったが、その大役を無事に果した。

さらに翌年には、法眼に任ぜられ、養寿院の号を受け、二年後には中御門天皇の侍医を命ぜられた。

しかし、山脇東洋は、名門の当主であることに満足してはいなかった。かれは、一人の医家として、医学への知識追究に異常なほどの熱意をいだいていた。

すでに西洋医学の輸入もあって、実学は、急速に勃興しはじめていた。新井白石は「西洋紀聞」を著わしていたし、後に「解体新書」の翻訳の指導者ともなった前野《まえの》良沢《りょうたく》、杉田玄白、さらに洋学導入に貢献した平賀源内なども生れていて、新しい学問開花のきざしは十分すぎるほどみなぎっていた。

そうした空気の中で、進歩的な学者たちは、それぞれの分野で積極的な知識吸収につとめていたが、後藤艮山の学風をうける山脇東洋は、医学の分野での実証主義に自らの進むべき道を見出していた。

川獺はイタチに似ている水棲動物で、その頃は河川や池や沼に数多く棲息していて、東洋もしばしばその姿を眼にしていた。

東洋は、門人を四方八方に走らせた。そして、川魚をとる漁師たちに川獺の捕獲を頼みこませた。

数日後、一人の漁師が、網にかかった体長七十センチほどの川獺を籠に入れて邸に持ちこんできた。

東洋は、その漁師に金銭をあたえ、門人の一人を助手にして川獺の頭部を打って殺すと、早速その腹部に刃先をさし入れた。

かれの眼には、異様な光がうかび、手もとの五臓六腑図と見くらべながら、血にまみれた指先で内臓を分けていった。

作業は夕刻までつづけられ、東洋は一応の満足感を得た。師艮山の言にしたがえば、川獺の臓腑を眼にしたことは人体のそれを実際に調べたことにも通じる。

しかし、東洋には、疑惑が残った。ことに六腑の中の大腸、小腸の区別がさだかではないことに不審感をいだいた。人体には、大腸、小腸があるとされているのに、川獺にはそれがない。

この川獺は奇形であるのかも知れぬ、とかれは思った。その後も漁師から何匹かの川獺を買いとったが、どの体をひらいてみても大腸、小腸の区別を見出すことはできなかった。

その年、後藤艮山は病いに倒れ、享保十八年九月、門下生に見守られながら七十四歳の高齢で病歿した。

　山脇東洋は、師を失ったことに深い悲しみを感じると同時に、これからは自分の力のみで医学を考究しなければならぬことを痛感した。東洋二十九歳の秋であった。

　東洋は、妻延子との間に子にも恵まれ公的な地位も高く、その学をしたって入門した学徒にもかこまれて不自由のない日々を送っていた。しかし、結婚後十一年目に妻延子が病歿し、その淋しさからかれは、いつの間にか町家の出である若く美しい妾をかこい、その妾宅に暇をぬすんでは通いつづけるようにもなっていた。

　山脇東洋は、四十歳を数えた。

医家としての知識、経験も豊富に積み、それに対社会的にも分別のある年齢に達した東洋は大医家として遇され、事実それにこたえる業績も残すようになっていた。

　その際立ったものの一つに、四十二歳の折に完成した「外台秘要方」の翻刻があった。

　その書物は、幕府医官望月三英の秘蔵していた唐の王燾の撰した漢方医学書で、東洋はそれを借りうけると私費で翻訳し、書物として刊行したのである。

　東洋は、その翻刻の完成を待つように延享三年十二月には京都を出立、江戸へと向った。

　東洋の江戸への旅は、吉宗引退後第九代将軍となった徳川家重への御礼言上と、亡妻延子との間に生れた次男玄侃（後の山脇東門）を将軍にお目見えさせるためであった。その折、かれは「外台秘要方」二部を幕府に献上した。

東洋は、江戸に四ヵ月ほど滞在したが、その間に幕府から思わぬ御沙汰があった。「外台秘要方」翻刻の業績を賞されて、白銀十枚、時服二枚が授けられたのである。

かれは、感激して京都へもどったが、それを追うように、さらにかれを喜ばせる報せがもたらされた。それは、義父玄脩の門人でもあった幕府の医官野呂元丈の斡旋によって、東洋の翻訳した「外台秘要方」を中国へ送ることになったという書簡であった。

東洋は、自分の翻訳した医学書が思いがけず異国へも紹介されることに限りない喜びを感じた。

医家であるかれにとって、幸せな日々が過ぎた。しかし、それとは対照的に家庭人としてのかれは、憂鬱な日々を送らねばならなかった。

かれは、妻延子を失ってから三年後に、人のすすめで再婚していた。それは、阿波の家老である津田監物の妹であった。

東洋は男盛りで、世間的にも正室のいることが望ましかったのだが、かれにとって武家出身の後妻はすべての点で性に合わなかった。

先妻の延子は医家の出で、東洋にとってはよき理解者であり、献身的な伴侶でもあった。が、新たに迎え入れた妻は、先妻延子とちがって医学界の俊才である東洋の存在を全く認めようとはしない。彼女にとって最も尊ぶべきものは武家であり、医家などは、社会的地位の低いものとしか思えなかったのだ。

東洋は、そうした妻のさげすむような眼に堪えられなかった。しかし、由緒ある武家出身の妻にさからうこともできず、ただ耐え忍ぶ日を送る以外にはなかった。

そうしたかれにとって唯一の心の慰めは、妾宅をひそかに訪れることであった。すでに妾腹からは、周次郎、格次郎の二子が生れていた。

妻との破局の日が、遂にやってきた。妻にも亀若、阿松の二児が生れていたが、再婚後七年たった宝暦二年、妻との離縁が成立した。それも、妻の側からの申し出によるもので、妻は二児を連れて郷里へ帰っていった。

離別は、東洋の胸に深い屈辱感をあたえた。社会の動きは武家階級によって掌握され、たとえ仁術と尊ばれてはいても医家としての地位の低さは歴然としていて、かれは、その後妻との結婚生活と離縁によって自分の置かれた立場を痛いほど味わされたのだ。

かれは、再び妻をめとるまいと心に誓った。

しかし、鬱々と日を送っていた山脇東洋も、やがて心の傷手が癒えるにつれ、後半生を医学のために捧げようという一層激しい熱意をいだくようになった。

家督をゆずるべき子の玄侃も、山脇東門と号して将来大家となる素質は十分であり、医学に対する研鑽も怠らない。東洋にとっては、うとましい妻とも別れ嗣子の成長もあって、ようやく身を挺して医学に専念する心境に達したのである。

山脇東洋は、居室で眼を閉じ物思いにふけることが多くなった。かれは、しきりと若い頃、師の後藤艮山と対した夏の日のことを思い起していた。

湿気の多い暑熱。脇息にもたれて庭樹の緑にまばゆいような視線を向けていた師の細い眼。夕刻を告げる蜩の鳴き声。それらが、鮮かな印象となってよみがえってくる。

東洋は、師の助言にしたがって、川獺の体をひらいた。しかし、今になって思えば、それは、初めからなんの意味もなかったように思えてならない。

人の体を解いてみたい……と、東洋は、胸の中で苛立ちながらつぶやく。しかしそれは、たとえ医学の進歩のためとは言え、人の道にもとるものとしてかたく禁じられていた。

わずかに根来東叔という眼科医が、二十年ほど前の享保十七年に、白骨化した二個の男の刑死体の骨格を観察し、「人身連骨真形図」という訳録を残しているが、それは骨格だけにかぎられたもので人体解剖とは程遠い。

東洋は、むろん五臓六腑説が支那で実際に解剖の結果得られたものだということは知っていた。

北宋の末期には、人体解剖がおこなわれたという記録も残されているが、それは純粋な医学的意図からくわだてられたものではなく、凌遅処死と称する刑死の一方法としておこなわれたものなのである。

それは、罪人を苦しめるための残酷な極刑で、しばりつけた生きたままの体に刃物を突き入れる。罪人は、悲痛な叫びをあげ失神する。しかし、役人は罪人に水を浴びせかけて意識を恢復させると、再び刃物を突き立てて臓物をひらく。つまり、時間をかけて切り刻み、やがては死にいたらしめる処刑なのである。

その方法による最も顕著な生体解剖は、慶暦五年、広西で反逆罪のかどで捕えられた欧希範とその一党五十六人の凌遅処死による処刑であった。それは、二日間にわたって解剖されたものだが、その折の記録は、「欧希範五臓図」という解剖図となって残されている。

山脇東洋は、そうした記録を見るにつけ、人体の内部を見たいという願望を熱っぽく抱くようになっていた。しかし、官で禁じられているかぎりそれは到底望むべくもないことであった。

三

宝暦四年、山脇東洋は五十歳を迎えた。面長な端正な顔にもようやく深い皺が刻まれ、古医方の第一人者としての名声は全国にひろまっていた。

　と、その年が明けて間もない二月に、夢想もしなかった幸運が東洋に訪れた。それは、二月七日、京都六角の獄で五人の罪人が斬首刑に処せられたことから発したものであった。

　当時京都治安をつかさどっていた京都所司代は若狭《わかさ》藩主酒井讃岐守忠用《さぬきのかみただもち》であったが、斬首刑のおこなわれたことを知った同藩の医家原松庵、伊藤友信、小杉玄適の三名が、意を決して刑屍体の解剖許可を酒井侯に願い出た。伊藤友信、小杉玄適は東洋の門人であり、原松庵もそれに準ずる医家であって、師東洋の強い願望を熟知していたかれら三人は、東洋に代って申し出たのである。

　常識的には、それは一蹴されるべきものであり逆にきびしいおとがめを受けかねないものであったが、所司代酒井忠用は深い理解をしめして、それを許可した。その報せは、ただちに山脇東洋のもとへと飛んだ。

　東洋は、狂喜した。長年願いつづけながら到底不可能とあきらめきっていたことが実現したことに、かれは、胸に熱いものがこみ上げるのを意識した。

　かれはそうそうに身仕度をととのえると、寒気のきびしい都の大路を六角獄舎へ駕籠を走らせた。

　獄舎につくと、松庵、友信、玄適の三医家が、興奮のため顔を紅潮させて東洋を迎えた。

庁前の庭にみちびき入れられた東洋の眼に、一個の遺骸が映った。それは嘉兵衛という三十八歳の罪人の死体で、藁蓆の上にころがされていた。見事な太刀さばきで首が斬り落されていて、その切り口から流れた血が上半身を染め、蓆の上にも赤黒い血が流れていた。東洋は雑役に依頼して遺体の衣をはがさせ、仰向けにさせた。医家は手を下すしきたりはなく、雑役の手にした刀で体がひらかれていったが、東洋たちはその刃先からあらわれる臓器に眼をこらし、メモをとり絵図を描くことにつとめた。

まず胸部がひらかれ、そこでは「笏の如き」胸骨を観察し、左右の肋骨九枚を数えた。胸の内臓について東洋は、気管が前部に、食道が後部にかくれるようにして存在しているという新発見をした。

さらに刀は、胸部から腹部へと移り、東洋はその部分部分を凝視し、絵にえがき、さらに入念な観察記録を書き記していった。

解剖を許可されたとはいえ、その前例のない行為は短時間で終ることが要求されていた。

「これまで」

役人の口から、甲高い声が発せられた。

刑死体は血に染り、その体から骨格や臓腑がさらけ出されている。その無惨な姿に、さすがの刑死役人も雑役たちも顔を青ざめさせ、しきりに唾を吐いていた。

そうした中で、山脇東洋以下三名の医家たちの顔には、歓喜の色と初めて解剖に接した厳粛な表情がはりつめていた。

刑死体は、醜いものをおおうようにそうそうに蓆につつまれ、運ばれて行った。獄舎の構内を出ると、東洋は、

「見ましたな」

と、うわずった声で三名の医家たちに言った。

「はい、見ましてございます」

医家たちは、力強くうなずいた。

かれらの眼には、一様に感動をおさえかねた涙があふれ出ていた。

山脇東洋の年来の悲願は、遂に達せられた。その日、かれの眼にとらえられた刑死体の臓腑は、やはり川獺のそれとは異なったものであった。

東洋は、日本初の人体解剖の記録を医学界のためにも世に残したいと考えた。そして、解剖を実現した折の記録を整理し、五年後には画期的な書ともなった「蔵志」乾坤二冊を公刊した。

この著書は総紙数八十二枚で、解剖に直接関係のあるものは六枚。その中には解剖図四葉が付されているが、この絵は、東洋の門人である伊勢の人——浅沼佐盈《すけつね》の筆になるもの

で、東洋は、その絵に説明文も書き入れている。

東洋によってあきらかにされた解剖記録には、すぐれた医家らしい冷静な観察がみられた。それはきわめて貴重なものであり、随所に鋭い正確な所見がちりばめられている。

しかし、初めて解剖に接した興奮と、雑役の手にした刀で人体がひらかれその上短時間でおこなわれたという事情から、幾つかの誤りも当然あった。ことに、東洋の長年の疑惑であった大腸、小腸の区別を確めることができなかったことは、かれにとって大きな不覚であった。

また、脊椎骨を十七個と実際の数より少く数えたのも、観察が充分にゆきとどかなかったことをしめしている。刑死体が斬首されたものであるため首の部分を数えなかったのか、それとも第七頸椎以下しか数えぬという漢方の習わしにしたがったものか、そうしたあやまちはいくつか指摘できる。

しかし、脊椎は上部が細く下部が巨にして丁度筍のようだと記されているのは、その観察の鋭さをしめすものである。また長さが一尺七寸九分、径は上部で一寸五分、下部で二寸三分と記されている数字なども正確である。

いずれにしても、山脇東洋以下門人の手による人体解剖は、日本医学に新しい眼をひらかせた意義深いものであった。

東洋は、傑出した冷厳な医家であったと同時に、豊かな人間性をそなえた人物でもあった。かれは、内臓を人の眼にさらした刑死人嘉兵衛を哀れに思った。嘉兵衛は単なる罪人ではなく、人命を救う医学のために肉体を提供した貴重な犠牲であるとも思った。
東洋は、解剖してから一ヵ月後に官に申し出て遺棄されていた嘉兵衛の遺骸を引き取り、山脇家の菩提寺誓願寺内に手厚く埋葬した。いやしめられていた罪人の埋葬が厳禁されていた時代に、その刑死体を自家の菩提寺に葬り、さらにその霊を慰める祭りまでとりおこなったことは全く異例のことであったのである。

山脇東洋の人体解剖の挙については、当然多くの批判が集中した。

「解剖するなどとは、残忍きわまりない。それをあえておこなった東洋の行為は、聖賢の教えに反するものだ」

と、或る医家は公然と非難した。また他の医家は、

「死んだ体をひらいてもなんの意味もない。医家は、生きている人間を対象としているのであって、死体の解剖などは病気治療のために全く無価値である」

と、声を荒げて述べた。ことに讃岐の人佐野安貞（原泉）などは、「非蔵志」という批判書すら刊行して、専門家としての立場から東洋の解剖行為に鋭い批判を浴びせかけた。

そうした反論の中には、東洋の解剖行為によってそれに追随する医家が多くあらわれるだろうと顔をしかめる者もいた。そして事実、その後山脇東洋についで人体解剖に手をつけるものが続出した。

東洋が初の人体解剖をしてから四年後の宝暦八年、栗山孝庵が、長州の萩で日本第二回目の人体解剖をおこなった。

孝庵は、二十一歳の夏、東洋の門に入った。そして三年間、東洋の教えを受けただけであったが、東洋は修学を終えて長州に帰る孝庵に、

「栗兄の長門に帰るを送る」

と題する七言絶句二首を書きあたえていることからもあきらかなように、孝庵はその才を東洋に認められた医家であった。

孝庵は、郷里萩に帰った後、長崎に遊学したりして新しい医学の知識吸収につとめていたが、師から送られた「蔵志」によって日本初の人体解剖の快挙を知った。

若い栗山孝庵の血は、たぎりにたぎった。

やがて機会は、孝庵が三十一歳の折に訪れた。

宝暦八年三月二十六日、吉右衛門という盗賊が長州藩の領内で捕えられ、その罪状が極悪なものであることから、萩城下の東端にある手洗《ちょうず》川の河原で磔《はりつけ》にされることになった。

それを知った孝庵は、ただちに解剖したき旨の請願書を藩に提出した。藩では、その中出でにひどくためらったが、山脇東洋の前例もあることからようやく許可となった。

磔によって槍で内臓が突き破られてはなんの意味もないので、孝庵のたっての希望によって吉右衛門は斬首となり、その死体を下げわたされた。ただちに孝庵は、同僚の熊野玄宿と雑役の手による解剖に立ち会い、主として胸・腹部の内臓をしらべ、図誌をつくって師の説を補訂し東洋に報告した。

またその年五月二十七日には、二十二歳の若い伊良子光顕が、伏見の平戸島（現在の京都市伏見区葭島金井戸町）で、刑死人の人体をひらき、さらに翌宝暦九年六月二十一日には、再び栗山孝庵が、日本で初の女体解剖を行った。

その解剖された女囚は、阿美濃という十七歳の姦婦で、不義を重ねた上、夫を殺害しようとした罪が発覚し捕えられた。審議の結果阿美濃は、極刑に処すべきものとして、萩城下の南端にある大屋刑場で磔になる予定になった。が、孝庵は、前回と同じような理由を述べて刑の軽減を請願し、それは許可されて斬首となり、その死体を下げ渡された。

孝庵は主として生殖器を入念にしらべ、それを再び東洋に報告した。その折には、雑役が腑分《ふわけ》するという常習をやぶって、孝庵が長崎から連れてきていた田英仙という外科医に刀をにぎらせたが、これは医家自身の手になる最初の解剖であった。

山脇東洋は、宝暦十二年に再び刑死体の解剖をおこなったが、それから間もなく東洋はこの世を去った。

その年の八月六日、東洋は鷹司右府の邸に往診したが、夜になってからその邸で乾霍乱を起こして苦悶し、翌日、駕籠で無理に家にもどった。

嗣子東門をはじめ門人たちは必死にその治療に専念したが、やがて東洋の意識は失われ、翌八月八日朝、卒然と死去した。行年五十八歳。その遺体は、深草山霞谷の真宗院に埋葬された。

……山脇東洋によってひらかれた人体解剖の挙は、その後につづく前野良沢、杉田玄白らの「解体新書」の刊行をもうながすことになるなど、日本医学の新しい門は、東洋の手で押しひらかれたのである。

前野良沢

一

入口の戸をたたく音がしている。

書見台の前に座っていた前野《まえの》良沢《りょうたく》は、医書から眼をはなした。淡い灯で文字を追っていたかれの眼は充血している。

読書に没頭していた良沢には正確な時刻はわからなかったが、かなり夜もふけていることだけは理解できた。

遠慮がちに戸をたたく音がつづいている。深夜の人の訪れは稀であった。

良沢は、豊前中津藩の藩医で、藩主奥平昌鹿の江戸中屋敷に居住している。もしかすると同藩の者に急な病人が出たのかも知れぬ、と思った。

妻の珉子《びんこ》が起きたらしく、入口の方で低い声がきこえ、やがてその声も絶えた。

廊下をひそやかに踏む妻の足音が近づき、背後の障子がひらいた。そして良沢の前に一通の書簡がさし出された。

それは小浜藩医杉田玄白からのもので、あわただしく書き記したものらしく簡潔なものだったが、読み進むにつれて良沢の眼には徐々に輝きが湧いた。

玄白はその日の夜、町奉行曲淵《まがりぶち》甲斐守の家士得能《とくのう》万兵衛から一通の書簡を受取った。それによると、明日千住小塚原で刑死人の遺体を腑分《ふわけ》（解剖）する予定であるが、もしそれを見学したい望みがあるなら小塚原刑場へ参られるようにとのことであった。

玄白は、喜んで友人の同藩医中川淳庵に話し、また前野良沢も誘おうとした。が、その夜玄白は、毎春長崎から江戸の将軍に拝礼のためやってきていたカピタン（オランダ商館長）一行の定宿である日本橋本石町の長崎屋へ行かねばならなかった。かれは、カピタン一行、ことに医師としても通詞（通訳）としても著名な吉雄幸左衛門と接することによって、西洋の医学的知識を得ようとつとめていた。

玄白は、長崎屋を辞した後前野良沢に連絡をとろうとしたが、腑分は明朝にせまっている。

思いまどった玄白は、知人の家に寄って手紙をしたためると、本石町の木戸のかたわらで客待ちしていた辻駕籠の者に、手紙を築地鉄砲州の中津藩の屋敷に住む良沢のもとにとどけるよう命じた。

良沢は、早くからオランダ医学に関心をいだいてその吸収につとめていたが、玄白と同じように今まで一度も人体の内臓の配置を直接眼にしたことはない。良沢にとって、玄白の誘いは得がたい機会だった。

書面によると、翌三月四日早朝に小塚原刑場に近い浅草三谷町の出口にある茶屋までおいでいただきたいとある。

良沢は、早速承知の旨を伝えようと、妻に、

「使いの者は……」

と問うと、すでに帰ってしまったという。

「明朝は、夜の明けぬうちに家を出る」

良沢は、妻に言い、座を立つと小さな洋書を書架からとり出してひらいた。それは、前年の明和七年藩主奥平昌鹿の伴をして江戸から豊前中津へ旅した折、藩主の許しを得て長崎へおもむき入手した蘭書の中の一冊であった。

原著者はドイツ人クルムスで、アムステルダムの出版社によって刊行されたオランダ語訳の「ターヘル・アナトミア」という解剖書であった。

良沢の眼は、その書物にのせられた解剖図に吸い寄せられた。

かれは、中国伝来の五臓（肺臓・心臓・脾臓・肝臓・腎臓）六腑（大腸・小腸・胆・胃・三焦・膀胱）説に多くのあやまちがあり、それよりも西洋の解剖書の方が正確らしいことを

一応の知識として得ていた。

しかし、元来死体を解剖することは公儀のお咎《とがめ》を受けるおそれがあり、また医者仲間にもそのような残忍な行為は君子の道にそむくと反対する声が高かった。そうした空気の中で、十七年前の宝暦四年山脇東洋《やまわきとうよう》は初めて刑死体の腑分を実見し、「蔵志」という解剖書をあらわした。

それによると、五臓六腑説が実際とは甚しく異なったもので、西洋からつたえられた解剖書の正しさを主張していた。

西洋医学の勉学につとめている良沢は、山脇東洋の説を支持していたが、実際に腑分をみたことがないかぎりそれを確かめる方法もなかった。

かれは、頬にたれた長髪をかき上げながら明朝はこの「ターヘル・アナトミア」という書物の解剖図と、刑死者の内臓を見比べてみようと眼を輝やかせた。

かれは、書見台の前からはなれると寝仕度をはじめた。

春の月が、おぼろに中天にかかっていた。

二

前野良沢、名は熹《よみす》、字は子悦、号は楽山。筑前藩士谷口新介の子として享保八年江戸の牛込矢来に生れた。

幼時に父新介は死亡し、母も良沢を捨てて去り孤児となった。幼い良沢は、山城国淀藩主稲葉丹後守正益《まさよし》の医官である伯父の宮田全沢にひきとられた。

宮田全沢は、博学ではあったが気性がはげしく奇人でもあった。良沢は、父母の愛を知らず伯父全沢の訓育を受けて育っていった。

全沢は、

「人というものは、世の中ですたれそうな芸能を大切に保存して末々までも絶やさぬようにすべきものだ。お前も人がすててかえりみぬようなことに愛情をもち、世のためにそれをのこすよう心がけよ。よいな、人間というものは、そうしたことに自分をささげなければならぬ」

と、良沢に説いた。

孤児としての境遇にあった良沢は、頑固な考え方をもつ伯父全沢の感化を受けて、一層その性格は孤然とした特異なものになっていった。

良沢は、やがて中津藩の官医前野東元の養子となり、医学の研鑽に専念するようになった。しかし、その間伯父全沢の言にしたがって、すでに尺八の流行ですたれかけていた一節截《ひとよぎり》という短かい尺八に類する管楽器に修熟し、猿若狂言の稽古にも通ったりして、周囲の者から特殊な眼でみられていた。

良沢が、オランダ語を学ぼうと志したのも当時の医家としては稀なことであった。

或る日、同藩の坂江鷗という者が、オランダの書物の一部を良沢にみせ、

「これを読んで意味を理解することができるだろうか」

と、言った。

良沢は、その奇妙な横文字のならぶ蘭書を前に黙っていたが、かれは、たとえ異国の書であろうと同じ人間が記したものであるかぎり理解できぬはずはないと思った。

と、明和三年の春、オランダ商館長一行が本石町の長崎屋に逗留していた頃、良沢は杉田玄白の家に立ち寄った。

「どちらへ参られます？」

と言う玄白の問いに、

「長崎屋におられる通詞に会ってオランダのことをきき、都合によっては蘭語のことなど

も問いただしてみようと思っております」と、答えた。

　玄白がしきりに同道を請うたので、良沢はかれを連れて長崎屋へおもむき大通詞の西善三郎に会った。

　良沢は、オランダ語を習いたいということを口にすると、西は、即座に首をふった。西は、

「私のように朝夕オランダ人に接している者ですら、オランダ語を修得するのは至難のことです。まして江戸にいて学ぼうなどとは到底かなわぬこと。青木昆陽先生なども、オランダ商館長が江戸にくるたびにこの長崎屋へ来て精進しておられるが、なかなか理解できずに困惑しておられるのです」

　と言って、実例をあげてその困難さを説いた。

「水または酒を〝飲む〟というオランダ語を蘭人から教わった時は、茶碗を口につけて飲む仕草をしました。それで理解はできたのですが、〝飲む〟というオランダ語は、デリンキといいます。しかし上戸《じょうご》と下戸《げこ》という言葉を教えてもらうにはいったいどうしたらよいと思われますか？　手真似ではわかりませぬ。一応酒を多く飲む者を上戸とし、少量しか飲まぬものを下戸と区別することはできます。しかし上戸、下戸は飲酒量の多寡以外に酒を好むか否かということも加わります。これは人間の心の内部のことです故、つたえよ

うがござりませぬ」

「私は父が通詞でありましたので、幼い頃から常人よりはるかに多くオランダ語になじんできました。しかし、五十歳というこの年まで〝好む〟というオランダ語がわからず、ようやくこの度カピタン（オランダ商館長）一行と江戸へ参る途中〝アーンテレッケン〟というのだと知った仕末です。〝アーン〟とは〝向うの方〟ということで、〝テレッケン〟とは〝手前へ引く〟という意。つまり〝好む〟というのは、向うのものを手前へ引きたい気持。また故郷を〝想う〟もアーンテレッケン。これも故郷を手元に引き寄せたいという情をあらわしたものです。このようにオランダ語を習うのはきわめて困難なものですので、せっかくの御希望ながら諦めた方が賢明です」

西は、断言するように言った。

前野良沢も杉田玄白も、頭を垂れていた。

玄白は、大通詞西善三郎の忠告を素直にきき、そのような根気のいる仕事に歳月を費すのは益ないことと考えて、オランダ語の勉強を断念した。

しかし、良沢は、玄白とは対照的にその困難な仕事に精励しようと決意をかため、青木昆陽の門をたたいた。

昆陽は、野呂元丈とともに八代将軍吉宗からオランダ語を学ぶようにという内命を受け、オランダ商館長一行が江戸に参府する度に随行の通詞からオランダ語の教授を受けていた。そして「和蘭文字略考」「和蘭和訳」「和蘭文訳」などの著書もあらわしていた。

良沢は、昆陽について熱心にオランダ語の修得につとめたがそれも昆陽の死によって断たれてしまった。

しかし、良沢はひるまず長崎へおもむいたりしてオランダ語の知識を得ることに努力し、きわめて乏しい語学力ながらも医家として唯一人のオランダ語研究家となっていた。

三

明和八年三月四日、夜がまだ明けきらぬ頃、良沢はオランダ語訳の解剖書を懐に家を出た。

かれは、平生、人との交際を好まず杉田玄白と接することも少かった。その玄白が、夜おそく使いを派してまで腑分の見学に誘ってくれたことは良沢にとって嬉しかった。

道を急いで浅草三谷町の茶屋にたどりつくと、杉田玄白、中川淳庵がやって来た。

良沢は、誘いを受けた礼を述べてから、

「腑分を見るのに参考になるかと思い、これを持参しました」

と、懐中からオランダ語訳の解剖書をとり出した。

それを眼にした玄白の口から驚きの声がもれ、懐から一冊の洋書をとり出した。それは、良沢の携えた解剖書と同じ書物で版も同じものであった。

「これは奇遇ですな」

と、玄白は眼をみはった。かれらは、たちまち打ちとけ合った。そして、解剖書を繰ってその中の解剖図を互いにのぞき合った。

良沢は、玄白たちに、

「これは、ハルトといって心（臓）、マーグというのは胃、ミルトというのは脾です」

と、図をさし示しながら説明した。

「しかし、これは五臓六腑と全くといってよいほどちがいますな。おそらくこのオランダ語訳の解剖書の方が正しかろうとは思いますが……」

若い中川淳庵が、興奮したように言った。

「いずれにしても実見した上で……」

かれらは席を立った。

茶屋を出たかれらの顔は紅潮していた。腑分をみるのは初めてのことではあるし、懐中にはオランダの解剖書がある。それが正しいか否かは、実際の臓器をみればすべてがあきらかになる。

道の両側にひろがった原には、すでに春の緑が萌《も》え出ていた。が、小塚原刑場にはさすがに荒涼とした光景がひろがっていた。

かれらは、指定された粗末な小舎の前に行った。そこには、すでに処刑された遺体が蓆におおわれ横たわっていた。

小役人の話では、処刑されたのは京都生れの青茶婆という五十歳ほどのしたたかな老婦で、大罪を犯したため斬首されたという。

腑分は、雑役の虎松という者が巧みなのでその日も約束しておいたのだが、俄かに病いを得て虎松の祖父が代りに遺体をひらくことになったという。

その腑分をする老人は九十歳の由だったが、老齢とは思えぬほどの壮健さでかなり頑固な男だった。そして、今まで他の者に遺体を切り開かせ、これが肺、これが肝、これが腎と専ら腑分見学の医家たちの説明役をつづけてきたのだ、と言った。

「自分で切るのははじめてだが……」

と、老人は傲慢な態度で言うと、無造作に蓆をひらいた。首の欠けた遺体は、肩から腹のあたりまで血におおわれ、斬首された白髪の頭部は腕のかたわらにころがっていた。

老人は、胸に刃先を突き立てると素早く胸をひらき、腹部を露出させた。そして、

「これが、肝、これが腎……」

と、良沢たちに得意気に内臓をさし示しはじめた。

山脇東洋が刑死者の腑分を実見してから、いつの間にか公けに見学を許される機会も多くなって、この小塚原でも医家が腑分をみることが多くなっていた。しかし、解剖するのはもっぱら刑場の雑役をする者にかぎられ、医家はただそれを見、腑分人の説明をきくにとどまっている。そして、臓器の配置に知識のない医家は、ただ腑分人の説明にうなずくだけで、そうした事情から老人は、前野良沢たちに対しても尊大な態度をとっていたのだ。

しかし、老人は、良沢たちがいつもの医家たちと異なっていることに気づきはじめた。良沢たちは、老人の話に耳をかたむけている様子もない。妙な文字の記されている書物と見比べながら、臓器について熱心になにかささやき合い、恐れる風もなく指で内臓をさわったりしている。かれらの口からは、

「いささかも違いませぬ」

という感嘆したような低い声がもれる。

老人は、口をつぐんでかれらの緊張した顔を見つめていたが、やがてかれらの実見が終った時、

「今まで腑分をする度に、医師の方々に御説明して参りましたが、誰一人として私の言を疑う方はござりませんでした。しかし、あなた方はちがいます。無礼を御許し下さい」

と、神妙な表情で頭を垂れた。

良沢たちは、骨の形もしらべようと刑場に野ざらしになっている骨を拾い集めた。そして、腰骨、頭蓋骨、手、足の骨などを解剖図とくらべ、それらがことごとく一致していることをたしかめた。

腑分の見学も終って、かれらは帰途についた。

かれらは、大きな感動にひたっていた。

玄白は、眼に光るものさえ浮かべながら、

「まことに今日の実見は、一つ一つ驚き入るばかりでした。いやしくも医の業にしたがい主君に仕えて参りました身でありながら、医術の基本でもある人間の実際の内臓も知らず今までこの業にしたがって参ったとは恥しきかぎりです。この良き経験をもとにして、およそ人体の内容をわきまえて医術に専念しなければ、天地神明に申しひらきが立ちませぬ」

と、言うと、良沢も、

「まことに同感です」

と、深くうなずいた。

かれらは、前後して放心したように道をたどった。

不意に玄白が足をとめ、

「いかがでござろう。ぜひおきき下され」

と、うわずった声で言った。

良沢も淳庵も、玄白をふり返った。

「いかがでござろうか。このオランダ語訳の解剖書をわが国の言葉に翻訳してみては……。翻訳がはたせて身体の内部や外部のことがはっきりわかれば、今日の医学の治療の上ではかり知れない利益となりましょう。困難なのは十分承知の上でござるが、なんとかして通詞の力を借りず医家である私たちの手で読み分けたいものですが……」

玄白の顔には、激しい熱意の色がうかんでいた。

良沢は、玄白の眼を見つめ深くうなずいた。

「実を申すと、私は二、三年前からオランダの書物を読みたいと常々念じておりましたが、志を同じくする良友がいないことをなげいていたずらに日を過して参りました。しかし、もしもおのおの方が翻訳にしたがいたいと申すならば、私も先年長崎へも行き、蘭語も少々はおぼえて参りました。それを手がかりにこの解剖書を解読してみましょう」

良沢は、眼を光らせて言った。

「それは、まことに力強い。われら同志、力をあわせ、一大決心を起してこの仕事に全力を注ごうではありませぬか」

玄白の言葉に、良沢は大きな喜びを面に表わした。

まだ三十代の若い中川淳庵も感動に身をふるわせ、かれら三人は、眼に涙をうかべながら互いの顔を見つめ合っていた。

良沢は、

「こうときまれば、俗諺《ぞくげん》にも善は急げと申す。明日早速拙宅へお集り下され。そして翻訳にとりかかりましょう」

と言い、玄白も淳庵も同意して、その日はそれぞれ家へと帰った。

「ターヘル・アナトミア」の歴史的翻訳事業は、その翌日からはじまったのである。

四

明和八年三月五日、約束の時刻に築地鉄砲州の中津藩主奥平氏の中屋敷に住む前野良沢の家に、杉田玄白、中川淳庵が集ってきた。

前野良沢が最年長で四十九歳、杉田玄白三十九歳、中川淳庵三十二歳であった。

杉田玄白は、父の甫仙がオランダ流外科を学んだ医家であったこともあって、十七歳の頃、父のすすめで二本榎に住むオランダ外科の西玄哲の門に入った。

しかし、オランダ外科といっても聞き伝えに類した幼稚なものでしかなく、玄白の得た知識は乏しかった。

その後玄白は、オランダ商館長一行が江戸に来た折、バウエルというオランダ人外科医が川原元伯という医生の舌疽を手術するのをみる機会を得た。

玄白は、バウエルの技術に驚嘆した。メスを入れると血がほとばしり出るが、バウエルはその血液を受ける器をあらかじめ定めた個所に置き、ほとばしり出た血を丁度その器の中に入るようにしたりした。

この頃玄白は、著名な通詞兼医家である同行の吉雄幸左衛門から一冊の外科医学書を借り受け、字は読めなかったが夜を徹してそれを筆写したりするなど、オランダ医学に異常な熱意をいだいていた。

また中川淳庵は、玄白に良沢の物と同一のオランダ語訳解剖書を入手する仲介をしたことでもあきらかなように、オランダ医学に強い関心をいだいていた。そして、山形侯の医師安富寄碩からオランダ語二十五文字を習ったりしたが、オランダ語については、杉田玄白と同じく全く無知識であった。

当然、翻訳事業の中心は、オランダ語にわずかながらも知識をもつ最年長の前野良沢で、玄白も淳庵も、良沢を師と仰ぐことになった。

翻訳事業はその日からはじまったが、かれらは初めの一句から全く手がつけられず、ただ呆然と顔を見合わせるばかりだった。

絶望的な難事業であることをあらためて知らされたわけだが、かれらはくじけず、どのようにしてこの書を解き明かすべきか意見をたたかわせた。

その結果、全く理解できぬ言葉の多い内臓は後まわしにして、人体の外形の名称から翻訳してゆくのが得策だということになった。

解剖書の初めには裸体の男女の図があり、各部分に符号がついていて本文で説明が書き記されている。口の部分に書かれた文字をみれば、オランダ語で口のことをなんというかわかるはずだし、それによって少しずつ理解できるオランダ語をふやしてゆこうというのだ。

しかし、単語はわかっても文章解読はできない。かれらは、わずか一つの句を一日かかっても解き明せぬことがしばしばだった。

たとえば、頭（hoofd）の部分に、

het hoofd is de opperste holligheid

という文字が印刷されていた。

良沢は、is が……也、de が助語であることを知っていて、「頭とは、……也」と訳すべきだということが理解できた。が、……の部分の二語がわからない。

良沢は、仏蘭辞書を繰って、苦心の末ようやく opperste という語が、最も上という意味であることをつきとめた。

かれらは、思案し互いに意見を交し合った。

ふと、玄白が、

「わかりましたぞ。最も上にあるではござらぬか」

と、甲高い声をあげた。

「なにがでござる」

淳庵の問いに玄白は、

「頭がでござるよ、人体の最も上に、頭があるではござらぬか」

と言って、掌を頭の上にのせた。

かれらは、おどり上って喜び、「上体は頭顱《とうろ》なり」と訳出することができた。

そのような模索をつづけてゆくうちに、やがて訳語の数も増し、それに良沢の得ている語学の知識も加わってわずかずつではあったが翻訳は進んでいった。

翻訳をはじめてから丁度一年目が経過し、明和九年を迎えた。その年の二月十一日、前野良沢は長女を病いで失い、激しい精神的打撃を受けた。が、その悲しみが一層かれをオランダ語訳の解剖書翻訳の事業に没頭させていった。

いつの間にか、翻訳事業に名医家の血をつぐ幕府奥医師桂川甫周、一橋侯侍医石川玄常、弘前藩医桐山正哲、高崎藩侍医嶺春泰、庄内藩医烏山松園などが加わり、その他にも参加した医家がいたが、余りにも根気を要する仕事に辟易して去った者も多かった。

翻訳事業はさらに進んだが、その頃から前野良沢は、ひそかに杉田玄白の翻訳に対する態度をうとましく思うようになっていた。

玄白は、オランダ語訳の解剖書の翻訳を一日も早く世に公けにしたいと口癖のように言う。

余りにもせわしなく刊行を急ぐので淳庵たちが笑うと、玄白は、

「私は、かなりの年齢になっている。それ故に急ぐのだ。君たちがこの事業を達成した頃には、私は草葉の陰で見守っているかも知れぬ」

と、答え、若い桂川甫周から「草葉の陰」などというあだ名をつけられたりした。

杉田玄白は、たしかに事業を推進させた功績者であった。が、かれにはその翻訳を公け

にすることによって名声を得たいという野心も十分にあった。

それは人間として当然の欲望であったものの、学究肌の前野良沢には許しがたかった。しかし、かれが翻訳事業を放棄しなかったのは学問に対する激しい情熱のためで、玄白に対する批判をいだきながらも翻訳に没頭していった。

杉田玄白は、良沢の態度から自分に対して不快感をもっていることに気づいていた。しかし、オランダ語に群をぬいた知識をもつ前野良沢を除外しては翻訳事業は成り立たない。かれは、良沢の機嫌を損じないように、翻訳の仕事をすすめていった。

翻訳をはじめてから一年十ヵ月後に、玄白は、「ターヘル・アナトミア」の解剖図に簡単な解説をほどこした「解体約図」を江戸の版元須原屋市兵衛から刊行した。解剖図三枚と文章を記したもの二枚がつづられたもので、それはオランダ語訳の解剖書翻訳の中間報告ともいった意味があり、著者は杉田玄白、中川淳庵であった。

前野良沢にとって、そうした玄白の刊行は一層意にそわぬ俗っぽい行為に思えた。

五

安永三年八月、翻訳をはじめてから三年四ヵ月目にドイツ人クルムスのオランダ語訳解剖書「ターヘル・アナトミア」の翻訳書「解体新書」が刊行された。

本文四冊、序と図の冊を合わせて五冊の木版本で、本文は巻之一が二十二枚、巻之二が二十三枚、巻之三が二十四枚、巻之四が二十六枚で、返り点、送り仮名のついた漢文でつづられていた。

序文には、通詞兼医家である吉雄幸左衛門が、前野良沢と杉田玄白の偉業を賞讃する文章を寄せていた。

しかし、刊行された「解体新書」には、きわめて奇怪な事実があらわにされていた。巻之一から巻之四まで各巻の冒頭に事業に参加した主な者四名が印刷されていたが、それは、

若狭　杉田玄白　翼　訳
同藩　中川淳庵　鱗　校
東部　石川玄常　世通　参
官医東部　桂川甫周　世民　閲

とあるだけで、訳業の指導者であった前野良沢の名が剝除されていた。

吉雄幸左衛門の序文に良沢、玄白への讃辞がありながら、本文の訳者名に良沢の名がない。それは、きわめて不可解なことであった。

しかし、前野良沢が杉田玄白と翻訳事業が終了したと同時に仲たがいしたというわけでもなかった。良沢は、「解体新書」はまだ不完全な訳書であるとし、刊行はさらに年月をかけて完全なものにした後におこなうべきだと考えていたのだ。

そうした良沢の気持に反して、玄白は刊行を急いだ。学究型の良沢は、それについてゆく気になれず、学者としての良心から自分の名を公けにすることを辞退した。

玄白は、それを素直にきき入れ、「解体新書」の訳者は、杉田玄白ただ一人となったのである。

はなばなしい反響の中で、前野良沢は書斎に閉じこもった。かれは、五十三歳であった。

杉田玄白の医家としての名はとみにあがり、蘭学創始者としての尊敬を一身に集めた。

しかし、玄白のオランダ語研究は、「解体新書」の刊行と同時にほとんどやんだ。

玄白は、八十五歳の長寿を全うし、開業医として経済的にも豊かな後半生を送った。金銭にはかなりの執着があったらしく、毎年の終りの日記に「当年収納計四百七十六両弐分弐朱、拝領六十七両三分、合五百四十四両一分弐朱」などと記し、その後、収入は一層増していった。

また玄白は、医術に精励したという理由で将軍家斉に拝謁も許されたが、それは蘭方医として初の大きな栄誉でもあった。

杉田玄白とは対照的に、前野良沢は「解体新書」刊行後もオランダ語研究に没頭し、病いと称して門を閉じ交際も極力避けた。訳書の量はふえていったが、名利をいやしむかれは、それを刊行することすらしなかった。

生活も貧しく、弟子をとることも避けていた。研究は医学から天文・暦学・地理などにも及び、多くの訳書がその手によってのこされた。

長男についで妻珉子も死去し、良沢は次女峰子の嫁ぎ先の幕府の医官小島春庵に引きとられた。その家は、玄白の邸の近くにあった。

良沢は、享和三年十月十七日八十一歳で病歿したが、玄白はその葬儀にもおもむかず、その日記にただひとこと、

良沢死――

と、書き記しただけであった。

良沢の遺体は、江戸下谷の慶安寺に葬られ、現在は杉並の高円寺に小さな墓碑が置かれている。

伊東玄朴

一

文政十一年八月十日——

夕刻から黒々とした雲がみだれ走るようになった。

長崎の港には、沖合からぞくぞくと漁船がもどってくる。漁師たちは、長年の経験で激しいシケがやってくることに気づいていた。

空気は生温く、家の内部も湿り気をおびている。人々は息苦しそうに肩をあえがせ、雲の走る空をうかがっていた。

夜の闇がひろがり、家並に灯がともった。

その頃から雨が落ちるようになり、風も強くなった。漁師たちは、漁船を入江に曳き入れたり岸に上げたりして緊縛することにつとめていた。

港内の波のうねりもたかまって、突き出た出島の石垣には波がほの白い飛沫をあげてくだけるようになった。出島にもうけられたオランダ商館は、雨戸をかたくとざし家畜小舎には支柱が四方からさしかけられていた。

その出島にある二階建の住居の中では、シーボルトが旅の荷物の点検に余念がなかった。

シーボルトは、文政六年オランダ政府の命令で商館附医官として日本へ渡ってきた。それから五年間、かれは医学をはじめ西洋科学文明の知識を日本人門下生につたえ、オランダ商館長一行の使節にしたがって長崎から江戸へもおもむいている。

個人生活の上では、「オランダ行《ゆき》」と称するオランダ人専門の引田屋抱遊女其扇《そのおおぎ》を愛し、その間にいねという女児にも恵まれた。

幕府は、かれの学識を高く評価して、出島の外に住居をもつことを許し、それによってかれは、長崎の鳴滝に私塾をもうけ其扇、いねとともに自由に起居していた。

そうしたかれも、任期が来て日本をはなれることになった。

その年の船便である「コルネリウス・ハウトマン号」が八月初旬に長崎に入港、所定の海面に碇泊した。出帆は、翌月二十日の予定で、シーボルトは同船に乗って帰国することになっていた。

かれは、日本に滞在した五年の間に学術的なものをはじめ政治制度、文物、人情、風俗に関するあらゆる資料を蒐集していた。その量はおびただしく、八十九個の荷箱におさめられていた。

かれは、それらの荷箱の大半を「コルネリウス・ハウトマン号」に積みこませ、その残部を一階に積み上げていた。

夜がふけると、風はうなりをあげて走るようになり、雨も横なぐりにたたきつけてくる。激浪は轟々と押し寄せ、樹木ははげしくなびいた。

そのうちに風雨はさらに増して、長崎は稀な大型台風にさらされることになった。

シーボルトは、余りの激しい暴風雨に身をすくませていたが、夜半には遂に二階が破壊された。

かれは、身の危険を感じて階下に駈け降り、玄関に積み上げられた旅の荷物の間にもぐってふるえていた。

家屋は鋭い音を立ててきしみ、倒れた樹木が激突したらしくすさまじい音とともに家は揺れた。かれは、家が今にも圧潰されるような恐怖におそわれた。

夜が明けた。

雨はあがり風もやんだので外へ出てみると、出島の家屋は倒壊し樹木もすべてなぎ倒されている。湾内の波浪はすさまじく、岸には魚、貝までが打ちあげられていた。

シーボルトは、ようやく危険を脱したことに安堵したが、その暴風雨によって思いもかけない災厄がかれを襲った。

台風につづいて長崎港には、津波が押し寄せた。シーボルトの荷物を積んでいた「コルネリウス・ハウトマン号」は、暴風雨にもてあそばれながら辛うじて一夜を堪えた。碇《いかり》の綱を長くして激浪の影響をたくみにかわしていたのだ。

しかし、近くに碇泊していた唐船が二隻流れてきて衝突したため碇綱がきれた。同船は押し流されて、稲佐の浜の割石に激突、その舳を志賀家の二階に突きこんだ。

長崎奉行は、同船を再び海上にうかべる作業を命じたが、その折、シーボルトの積み込んでいた荷物が点検された。

その調査で、荷物の中から国外への持出しを禁じている品物が発見された。それは日本地図と将軍家の家紋である葵《あおい》の紋のついた紋服であった。

長崎奉行は、幕府の命にしたがい国禁をおかしたかどでシーボルトを出島に幽閉し、その禁制品の出所をきびしく詮議した。やがて、日本地図は幕府の天文方兼御書物奉行高橋作左衛門がシーボルトの所持していた世界地図と交換したことが判明、また葵の御紋服は眼科医土生玄碩《はぶげんせき》が奇効薬を教えてもらった御礼として贈ったことがあきらかになった。

ただちに高橋作左衛門と土生玄碩、子玄昌が捕えられ、高橋は拷問をうけて牢死、土生は長い牢獄生活を強いられた。

連累者の捕縛は相つぎ、高橋の部下岡田東輔は捕吏の到着する朝、短刀で自刃したりした。

その捕縛者の中に猪俣《いのまた》源三郎というオランダ通詞がいた。

シーボルトは、高橋作左衛門に世界一周記、蘭領東インドの地図九枚等をあたえ、その代償としてかなりの日本関係の地図を入手していた。その内容は日本本土をはじめ蝦夷《えぞ》、樺太、エトロフ、ウルップ等の間宮林蔵、最上徳内の測量によるものまでふくめたもので、高橋はそれを整理してシーボルトに贈ったのだ。

その贈呈方法として、高橋はたまたま江戸にきていたオランダ通詞猪俣源三郎に、それらの地図をシーボルトへ送りとどけてくれるように依頼した。猪俣の門人である医家伊東《いとう》玄朴《げんぼく》が、長崎に近い郷里の肥前（佐賀）へ帰ることを知っていたからである。

猪俣は、オランダ語で「シーボルトへ」としたためた書状を添え伊東玄朴に地図を渡した。

玄朴は、長崎でシーボルトに医学を聴講したこともあったので、猪俣の命ずるまま日本地図を入れた包みを手に江戸を出発、文政十年五月、肥前の神埼郡仁比山村にたどりつき、そこから長崎へと向った。

玄朴は、シーボルトに会うと高橋からの日本地図を渡した。

シーボルトは大いに喜び、その報酬として琉球諸島の地図を玄朴にあたえた。

当然猪俣源三郎の捕縛について、地図を送りとどけた伊東玄朴も罪科に問われるはずであった。が、玄朴は奇蹟的にもシーボルト事件に連座することからのがれた。

二

伊東玄朴は、寛政十二年十二月二十八日肥前国神埼郡仁比山村に生れた。

生家は貧農で、名は勘造と言った。

かれは読書を好み、隣村の小淵に住む漢方医古川左庵のもとに下男として住みこんだ。生家にとどまれば田畑を耕し種をまいても、辛うじて飢えをしのぐ程度の収穫しかない。恵まれた頭脳をもって生れた勘造は、農耕以外に立身の道をもとめようとし医家を志したのである。

四年間、かれは左庵の家ですごした。家の雑役をしながら薬箱をさげて往診する左庵の後からつき従ってゆく。その間に、かれは少しずつ治療の方法を見習っていった。

左庵は、熱心な勘造に目をかけ、薬の調合などもさせるようになった。

勘造が十九歳の折り父重助が死去し、かれは家に帰ったが、家は依然として貧しく借財もある。農業などをしていては借金も支払えぬので、かれは大胆にも漢方医の看板をかかげた。

生家には母と病弱の弟がいた。このままでは飢え死にするばかりなので、かれは必死だった。

治療の方法もほとんど知らなかったが、かれは丁寧に病人をあつかった。夜おそくでも起こされれば、喜んで田舎道を急ぐ。泊りこみで病人を見守ることも多かった。

そうしたかれの態度が素朴な農家の人々に好感をあたえ、徐々に患家が増していった。

かれは、借財を支払い少しでも多く金銭を手中にしたかった。貧農の家に生れたかれは、貧困の恐しさを強く知っていたのだ。

四年の歳月が流れた。かれは、休みなく働き、徹底した節約もしたのでいつの間にかかなりの金銭をたくわえることができた。かれは借財を払い、さらに田畠を買い求めて弟にあたえた。

かれにとって、第一の目的は果せられた。

二十三歳になっていたかれは、一人前の医家になるためには勉学しなければならぬと思い、郷里を去って佐賀におもむき、蓮池町に住む町医島本龍嘯をおとずれた。島本は、オランダ医学に興味をもっていたので、勘造に長崎へ出てオランダ医学を修めるようにすすめた。

勘造は、数ヵ月間島本のもとにとどまった後に長崎へ出た。かれは、新しい医学であるオランダ医学を身につけて一家を成そうと決意した。

かれは、島本と親交のあった西山の安禅寺住職澄運をたよっていった。かれには蓄財もなく、寺男として住みこませてもらいたかったのである。

澄運は、かれの熱心な乞いを入れて寺男の仕事をあたえ、同時にオランダ通詞猪俣伝次右衛門にオランダ語を習うことも許した。

勘造の新しい生活がはじまった。

かれは、夜も明けぬ頃に起きると、寺男としての仕事に精を出し、それが終ると、猪俣のもとへ講義をうけに走ってゆく。寺からもらう金銭はわずかで、かれの衣服は襤褸《ぼろ》に近いものだった。

猪俣の門には、全国から集まった門下生がオランダ語の修得につとめていた。かれらのほとんどは由緒ある各藩の医家やその子弟で、例外なく恵まれた遊学生活を送っていた。そうした中で、貧農の生れである勘造の存在はひときわ場ちがいなものとしてみられていた。

かれの生活は貧しく、食物も事欠くありさまだった。が、生れつき貧になじんできたかれは、立身の方途でもある医家としての修業に専心した。

かれの携えてくる弁当の中身は、常に焼芋かおからであった。おからに水をそそいで咽喉に流しこむのである。

猪俣伝次右衛門の妻は、勘造の身をあわれに思った。そして、或る日かれの弁当箱をひらいておからをとり出し、代りに米飯をつめ焼魚を入れてやった。

弁当をあけた勘造は呆気にとられたが、猪俣の妻は、

「私はおからが大好物なので、交換させてもらいました」

と、さり気なく言った。

飢えに苦しんでいた勘造は、師の妻の恩情に眼をうるませた。そのうちに安禅寺の澄運が去って新たに舜善が住職となった。勘造は寺に居辛くなり、猪俣に懇願して下男のような仕事をすることを条件に住込みの身となった。

かれは、寸暇をさいて勉学にはげみ同門の者たちとの交際も一切断った。そうしたかれを門人たちは嘲笑して、かれを馬鹿の勘造馬鹿勘と渾名した。

翌文政七年八月二十六日、母繁が病死したので帰郷したが、すぐに長崎へもどった。その頃、長崎は前年に来朝したシーボルトを中心に洋学の研究がさかんで、シーボルトのひらいていた鳴滝の私塾には多くの日本人学徒が集まってきていた。かれは、猪俣伝次右衛門につきしたがって鳴滝に通い、シーボルトの講義を末席に坐って聴講した。

文政九年二月十九日、シーボルトはオランダ商館長に随行して出島を発し将軍の拝謁を得るために江戸へむかった。それを追うように師猪俣伝次右衛門も妻と息子の源三郎、娘照をしたがえて江戸へ出発し、勘造も供を仰せつかった。

江戸への旅は、長かった。かれらは宿をかさねて駿州沼津に到着したが、その宿場で師伝次右衛門は病を発し、四月十二日に死去した。

勘造は、悲嘆にくれる源三郎らにしたがって江戸へつき浅草の天文台役宅に入った。

オランダ通詞猪俣源三郎は、江戸でシーボルトと接触をつづけ、その年シーボルトが長崎へもどった後も江戸にとどまっていた。そして、江戸でオランダ語の教授をつづけ、勘造もその手助けをしていた。

翌文政十年、勘造は故郷へ帰ることになった。その折、源三郎から高橋作左衛門に依頼された日本地図をシーボルトへ渡すよう命じられたのである。

翌文政十一年十月十日、浅草の天文台下に住む高橋作左衛門の捕縛によって、シーボルト事件は公けなものになった。

縛につく者が相つぎ、源三郎も捕吏に引っ立てられ勘造に対する追及もはじめられた。勘造はそのような事件が発覚したことも知らず、長崎から肥後熊本におもむいて友人の林藤次の家で蘭書の翻訳をしたりして過した。そして、江戸にもどると、出府の報告をするため肥前藩邸に赴いた。

藩の留守居役は、すぐに勘造を奥の部屋に引き入れると、シーボルト事件の連累者として幕府の役人がかれを探しもとめていることを伝えた。

勘造は、愕然とした。かれは、幼時から立身を夢みて飢えに堪えながらオランダ語を学び医学を修業してきた。が、もしもそのような大事件にまきこまれれば、自分の努力もたちまち水泡に帰してしまう。かれは、なんとかしてこの災いを避けたいと思った。

肥前藩としても、事情は同じだった。勘造が捕えられれば、幕府は、肥前藩がシーボルト事件に関係があると疑うおそれがあった。

勘造は、留守居役の前で平伏したまましばらく考えこんでいたが、

「私はただの使いであったということにいたします。シーボルト先生に渡した包みの内容については一切知らぬと申開きをすれば、おとがめを免れるかも知れませぬ」

と、きっぱりした口調で言った。かれは、自分のつかんだ地位を無にしたくはなかった。

留守居役としてもその方法しか考えつかぬので、勘造の申出でを諒承した。ただ問題は、勘造が平民であるということだった。平民の身であれば、町奉行は有無を言わさずかれを獄に投じてしまう。申開きをするためには、士分であることが好ましかった。

そのため留守居役は、勘造を二十石扶持をとる藩士伊東仁兵衛の二男玄朴ということにして自首させることに定めた。

勘造は、ただちに留守居役にしたがって町奉行筒井肥前守役宅に出頭した。

勘造を探しもとめていた奉行所の役人は、すぐにかれの詮議にとりかかった。

役人は、勘造に猪俣源三郎から依頼された一包の物品をシーボルトに手渡した事実があるかと問うた。

「仰せの通りにございます」

勘造は、平伏した。

「その中に、どのような物が入っていたか」

役人の声には、威圧感がこめられていた。

「その包みは、源三郎様よりシーボルト先生に渡すよう申しつかったもので、どのような物が入っておりましたか一切存じませぬ。また知りたくもございませんでした」

かれは、平然と答えた。

「いつわりを申すな。知らぬわけはない」

役人の顔に、憤怒の色がふき出た。

勘造は、必死だった。もしも役人の追及に屈すれば、獄に投ぜられ死罪か遠島か追放をうけるにちがいない。たとえ死罪をまぬがれることができたとしても、かれを待っているのは貧困と、そして飢えなのだ。

存じませぬ、存じませぬ、とかれはかたくなに首をふりつづけた。

「それではきくが、猪俣源三郎より物品を依頼せられし折り金品を受けたであろう」

役人は、質問を変えた。

「仰せの通り受けとりました。包みがかさばりますので運ぶのも難儀いたすであろうと、金子を下されました。一書生の旅でもありますし、師の源三郎様からいただくのは決して不自然なことではないと思い、頂戴いたした次第でございます」

「なぜその方は、長崎でシーボルトに品物を渡してから行方をくらましていたのか。捕われることを避けるためであろう」

その問いに対して勘造は、帰途熊本で友人林藤次からオランダの書籍の翻訳をたのまれたので林宅にとどまっていたのだと弁明した。

役人は、勘造の巧みな申開きに苛立ち、ふと思いついたように、

「シーボルトと会った折り、どのようなことを話し合ったか」

と、訊問した。

勘造は、ぎくりとした。シーボルトは地図を持参すると大いに喜び、かれに琉球の地図

をくれた。もしもそのことがわかれば、自分が包みの内容を知っていた証拠と解釈される。

かれは、素早く思案した。シーボルトは詮議を受けている間に琉球の地図を自分にあたえたことは口にすまいだろう、と思った。もしもそのことを陳述すれば、シーボルトの罪はさらに重くなる。

第一、役人が地図のことを口にしないのは、役人がそれを知らぬ証拠だと思った。

勘造は、顔をあげると、

「私は、シーボルト先生とほとんど面識がありませぬ。私が渡しますと、シーボルト先生は黙って受けとりましただけで、私もそうそうに辞去いたしました」

と、淀みない口調で答えた。

役人は、口をつぐんだ。

結局町奉行筒井肥前守は、勘造がすすんで出頭したことでありその申開きも理にかなっているとして、帰宅を許した。筒井は幕府御儒者の古賀侗庵の門人で、古賀はオランダ語に通じる勘造の才能を高く評価していたことも知っていたので、勘造に温情をあたえてくれたのである。

また、シーボルトも関係者に累の及ぶことをおそれて極力詳しい陳述を避けたので、勘造の申開きもそのまま受け入れられたのである。

三

シーボルト事件は、勘造に恵みをあたえることになった。

馬場為八郎、吉雄忠次郎、末永甚左衛門ら大半のオランダ通詞が、シーボルト事件に連座して捕縛または町預りになったことによって、オランダ語を幾分でも知っている勘造の存在は急に貴重なものとなった。そのため、その年には浅草の友人青地林宗から金五両を借り受けて、江戸本所番場町に医業をひらいた。

師の猪俣源三郎の捕縛によって、その母と妹照は生活に困窮していた。勘造は、自分の地位をたかめるためにも著名な通詞の息女である照を妻として迎え入れることが得策と考え、源三郎の母の同意を得て正妻とした。

しかし、患家は少く、日々の食事にも事欠くようになった。そのため翌文政十二年下谷長者町に居を移し、わずかながらも医家としての生活の資を得ていた。

その年の九月中旬、悲報が勘造のもとにつたえられた。その月の十二日、猪俣源三郎は獄内で刑の定まる以前に死亡したのだが、その死因は自ら命を断ったためとも噂された。

不幸は、さらにつづいた。翌年三月二十一日、近くで発生した火災によって勘造の家は類焼した。かれは全くの無一文になったが、強靱な神経をもったかれは屈しなかった。たまたまあたり一帯にジフテリアが流行していたので、かれは患家を走りまわった。かれにとって医業は、貧しさからぬけ出し富を得るただ一つの方法だった。それだけにかれは、熱心に患者の治療にあたった。

そのようなかれの丁寧な治療態度は人の口にものぼるようになり、病人の訪れも急に増した。

かれは、勘造という名では医家らしくないので、シーボルト事件の折に使用した伊東玄朴という名を借りて使用するようになった。そして、肥前藩邸にもしきりに出入りし、暗に士分に取立ててもらうよう運動した。

その企ては効を奏し、勘造の医学に対する熱意も藩主鍋島直正の知るところとなり、天保二年十二月十五日に左のような召出し状が手渡された。

　其方儀　蘭学医術抜群上達ノ向ヲ以テ御用ニモ相立可ニ付　七人御扶持下シ置カレ
　一代士ニ召出サル旨被㆓仰出㆒候

つまり一代かぎりではあるが士分にとり立てられ、正式に藩士伊東仁兵衛弟として伊東玄朴を名乗ることを許されたのである。

貧農の子に生れたかれにとって、富とともに士分としての身分をかちとったことは大きな喜びであった。

しかし、かれの富と栄達に対する野望ははてしなかった。かれの最終の望みは、幕府の医家の地位を得ることと、それにともなう富であった。

それには、まず大医家としての外観をそなえる必要があると思い、天保四年に高名な大工である遠州屋周蔵に依頼して、下谷御《お》徒町《かちまち》和泉橋通りに豪壮な邸宅を作り上げた。

表口二十四間奥行三十間という大規模なもので、高塀をめぐらし土蔵二棟も附属していた。部屋は数十室もあり、玄関から奥座敷へ畳敷きの広い廊下が通じている。その両側には診察所、調薬所、待合所、医学・蘭学の門弟の寄宿室等がならび、各室を区切る障子をはずすと大広間になるという工夫もこらされていた。

そのような大邸宅を作り上げたのは、蓆がけの小舎のような家に生れ育ったかれの劣等感から発したものであった。それについて同僚の医家たちは成金趣味と陰口をたたいたが、世故にたけた玄朴にはただの贅沢ではなく十分な目算があった。外観をととのえれば、医業は繁昌すると考えたのである。

その推測は、見事に的中した。

象光堂と称した玄朴の大医院は、物見高い江戸の町人たちの話題になり、患者が殺到した。かれらは、待合所から玄関まで治療を受けるためひしめき合い、門の外の路上にまであふれて順番を待つようになった。

玄朴の家の前は、これらの患者によって時ならぬにぎわいをみせ、邸前には、患者や付添人目あての掛茶屋や飲食物をあきなう店さえ出来た。……玄朴、三十四歳の年であった。

かれの富は、急速に増した。その年かれの得た収入は、金一千両を越えると噂された。

かれは名声と富を得たが、新知識の吸収にもつとめ医学書に親しみ門下生の数も百名近くに達した。かれの医学研鑽の原動力は、富と栄達に対する限りない野望からであった。

玄朴は富裕の身となったが、貧しかった折の生活は忘れなかった。おからに水を注いで飢えをしのいでいた勉学時代の苦痛が、かれの身にしみついていた。

そのため日常の食事は粗末で、衣服も絹など上等のものは避け、むだな出費をせぬよう絶えず神経を使っていた。

長崎の鳴滝にあったシーボルト塾で知己となっていた蘭医高野長英と絶交したのも、金銭が原因であった。玄朴は、国事に奔走する長英に蘭書の翻訳を依頼して金銭をあたえていたが、前借を申込まれてことわったのである。そのため長英は、患者のひしめく玄関先で玄朴の吝嗇《りんしょく》を罵倒したこともある。長英がひたすら国事を憂えていたのに対し、玄朴は自分の医業以外には無関心であったので、二人の意見は合致するところがなかったのである。

その後、長英は、幕府の唱える攘夷論に反対したかどで天保十年獄に下ったが、同十五年獄舎が焼けた折に逃亡した。しかし、やがて捕吏に探知され寓居を取り囲まれた。かれは、家にふみこんだ捕吏に撲殺された。

悲惨な長英の死とは対照的に、玄朴は大医家としての地位を着々と築き上げ、江戸屈指のオランダ医家と称されるようになった。さらに天保十四年十二月十五日には肥前藩主鍋島直正の御匙医に召され、弘化四年六月十五日には御側医に取り立てられた。また同年十一月には、大病にかかった藩の家老諫早《いさはや》石見の治療のため早駕籠で佐賀におもむいたりした。

当時、肥前藩領内には天然痘が流行し死亡する者が多かった。

玄朴は、オランダ医書で西洋に種痘術という治療法があることを知っていたので、異国から牛痘苗を輸入するよう藩主に進言した。

鍋島直正は、玄朴の意見をいれて長崎に住む藩医楢林宗建に命じ、オランダ商館長に牛痘苗とりよせ方を依頼させた。

嘉永元年蘭医モーニッケが痘苗を持参して来日したが効果なく、後にバタビヤからとりよせた牛痘のカサブタが宗建の息子建三郎の腕に発痘をみた。その後、唐通詞穎川《えがわ》四郎八等の努力で日野鼎哉《ていさい》、笠原良策《かさはらりょうさく》、緒方洪庵らによって京都、北陸、大阪へと種痘術がひろがった。

また肥前藩から江戸に送られた痘苗を、玄朴は藩邸に住む子供たちに接種、江戸で初めての種痘をおこなったりした。

玄朴は、戸塚静海、大槻俊斎、坪井信道らとともに江戸のオランダ医学の大家としてその普及につとめた。ことに玄朴は臨床家として、坪井信道は蘭医学者として江戸随一の医家であると評され、その門には全国から学徒がむらがり集まった。

しかし、その入門規則も金銭に対する関心の強い玄朴の性格がはっきりと出ていた。坪井信道の門では、大豆一升を入門料にまた受講料として年に二回大豆一升ずつ差し出すべしという簡単なものであるのに比して、玄朴の門では、

一　金二百疋　一　扇子一箱　右先生
一　金百疋　右奥方
一　金五十疋　右若先生
一　金五十疋　右塾頭
一　金二百疋　右塾中

一　金五十疋　　　　　右　僕

と、かなりの入門料を要求していた。

或る時、伊東玄朴が坪井信道の家を訪れた折に蘭医佐藤泰然も同席した。たまたま医家の収入の話に及んだが、坪井と佐藤は医家仁術を主張し、玄朴は金銭重視を口にした。

坪井は憤然として、

「金銭に強い執着をもつのは商人であって、人の生命をあずかる医家の口にすべきことではない。そんなに金が欲しければ、今日から町人になれ。なにも長崎まで行って蘭学を学んだりする必要があるか」

と、なじった。

しかし、玄朴は動じなかった。むしろかれは、坪井信道や佐藤泰然を世事にうとい人間として冷笑した。事実、玄朴の門には、坪井の門よりも多くの門人が集まり隆盛をきわめたのである。

オランダ医学は玄朴らの努力で江戸を中心に勃興したが、幕府に重用されていたのは依然として漢方医であった。その中心人物は多紀氏で、幕府の支持を得て医学館を主宰していた。

多紀氏はオランダ医学の隆昌に不安を感じ、幕府に迫って圧迫をはかり、遂に嘉永二年三月十五日老中阿部伊勢守の名でオランダ医術禁止令を出すことに成功した。その理由として「（オランダ医学は、）風土モ違ヒ候事ニ付」と述べ、外科眼科等のほかは治療を一切禁じた。

伊東玄朴にとって、この禁令は大きな打撃になった。かれの最終目的は、幕府の奥医師になることであったが、その禁令によってかれの望む道は閉ざされた。

しかし、玄朴は、時勢の流れを鋭く観察していた。西洋文明は果しなく流入し、医学もいつかはオランダ医学が主流を占めるにちがいないと判断した。

かれは、禁令の発せられた年に輸入された種痘術に注目した。この天然痘予防術はたしかに効果がいちじるしく、オランダ医学の優秀性を立証するのに最適だと思った。かれは、種痘術を利用して漢方医学を窮地におとし入れようとはかった。

玄朴は、蘭医大槻俊斎らと時機のくるまで自重しようと誓い合った。

そのうちに幕府も玄朴らのおこなう種痘術の価値を無視することはできなくなり、五年後の安政元年にオランダ医術の禁令を解いた。

玄朴は、この機会を巧みに利用した。安政四年五月、大槻俊斎ら蘭医九名とはかって江戸に種痘所を設けることを計画、同年八月に正式許可を願い出た。

翌五年一月に許可が下りたので、玄朴は江戸在住の蘭医八十二名を糾合、その寄附を得て五月七日神田お玉ヶ池に私設種痘所をひらいた。そして、種痘をつづけるとともに西洋医学の学習場として、漢方医たちに対抗する機関とした。

　夏を迎えた。

　七月三日、玄朴は供の者を連れて駕籠にのり往診に出た。急に駕籠を制する者があり、簾から顔を出すと立派な衣服を身につけた武士が立っていた。かれは、若年寄遠藤但馬守の家臣と名乗り、玄朴を探していたと言った。

　遠藤の家臣は、玄朴に思いがけないことを口にした。第十三代将軍家定の病いが篤く、漢方の奥医師たちも手をつけかねている。大老井伊直弼も心を痛め、江戸随一のオランダ医学の臨床家である伊東玄朴を召出し治療を申しつけることに決定したという。

　玄朴にとって、願ってもない幸運が訪れたのである。かれは、駕籠をもどすと家臣の案内で江戸城中に急いだ。

　玄朴は、協力してくれる医師として蘭医戸塚静海を推し、治療に従事した。玄朴、静海は、その瞬間から奥医師となったのである。

　しかし、家定の症状はさらに悪化したので、玄朴はこの機会にオランダ医家を診療にあたらせ奥医師としての勢力を拡大しようと考え静海とともに蘭医数名を招いてくれるよう進言した。それによって竹内玄同、坪井信良、林洞海が奥医師となり、ついで玄朴は、養子伊東貫斎を奥医師に養子玄圭を奥医師見習に推挙した。

かれらは協力して治療にあたったが、その効もなく家定は七月七日に逝去した。玄朴は五十九歳であった。

その年玄朴は、法橋から法眼に進み、奥医師として勢威をふるうようになり文久元年十二月十六日には、オランダ医家として初めての奥医師最高の地位である法印の座にもついた。かれの年来の望みは達せられたのだ。

江戸市中を、伊東玄朴の駕籠がゆく。

長棒の駕籠は四人の者がかつぎ、駕籠脇には侍二人が従う。その後から薬箱、笠、鋏箱、袋杖、草履などをもった十一名の供がつき、町人はもとより旗本なども路をゆずる。

豪華な駕籠の中で玄朴は、江戸の町をながめた。かれの顔には富と栄誉を得た満足感がただよっていたが、その眼には金銭に対する執着が余映のように鋭い光となって残っていた。

土生玄碩

一

安芸の吉田の町には、秋色が濃かった。

風が渡ると、家並の間から突き出た樹木から、枯葉が一斉に飛び立つ雀の群のように澄みきった空に舞い上る。時折り井戸のつるべの回る音がするだけで、町の中には森閑とした静寂がひろがっていた。

その町の一廓にある土塀をめぐらした家から、にぎやかな三味線の音が路上に流れていた。

通行人は、いぶかしそうにその家の前に立って門の中をのぞきこむ。そして、門柱にかけられた「めいしゃ、土《は》生《ぶ》玄碩《げんせき》」という大きな木札に眼をとめると、ようやく納得したように苦笑する。

「ホラフキ眼医者の家か」

と、あらためて家の作りを見まわしてつぶやく通行人もいた。

かれらは、さげすみにみちた笑いを眼にうかべて門の前をはなれるが、中には再び足をとめる者もいた。三味線の音色は冴えていて、到底素人の弾くものとは思えなかった。

三味線の音がやむと、しばらくして門の中から大きな体をした二十五、六歳の男が、無造作な服装をして出てきた。眼尻のさがった男の顔には、遊蕩に身をひたした怠惰な色がにじみ出ていた。

男は、門を出ると懐手をしてゆったりとした足どりで歩いてゆく。かれは三味線の音色から解き放たれていないらしく、男の口からは口三味線の節まわしが流れ出ている。

小川に架けられた木橋の上を渡りはじめた男は、橋脚に淀む水の流れを見下した。澄んだ水面には枯葉が浮かび、そのかげに小魚の鱗のひらめきがみえた。

橋を渡ると、宿場らしい家並がひろがった。

男は、露地を縫うように進んだが、或る家の前までくると足をとめた。

かれの眼は、その家の裏手の空地に注がれた。そこには、土の上に一頭の栗毛の馬が横たわっていた。

かれは、いぶかしそうに懐手をしたまま家の板壁に沿って空地に入っていった。馬の四本の足が杭にしばりつけられ、横倒しにされている。そのかたわらには、馬挽きらしい男と、善太という顔見知りの馬医者がしゃがんでいた。

善太は、空地に入ってきた土生玄碩に気づくと立ち上り、丁重に頭をさげた。

玄碩の家は、代々眼科医の業をつぎ、先祖には徳川将軍家の侍医となり法眼の地位にものぼった医家もいる吉田の町の名家であった。馬医者は経験をもとに治療をする身分の低い者が多く、善太も玄碩に口をきく機会もなかったのである。

「善太、この馬はどこが悪いのだ」

玄碩は、馬を見下した。体軀も逞しいし毛並もつややかで、到底病馬とは思えなかった。

「眼でございます」

「眼？」

玄碩は、善太の不精髭におおわれた顔を見つめた。

「へえ、この馬の眼に膿がたまっておりまして……」

「それを、お前が治療するというのかい」

玄碩は、たずねた。

「へえ」

善太は、顔をあからめると首筋をかいた。

眼科を専門にする玄碩に、かれは気恥しさを感じたのだ。

「しかし、どうやって膿をとるつもりだ。お手並を見たいものだ」

「いえ、先生。それは御勘弁ください。お恥しいようなやり方でございまして、先生におみせできるようなものではありません」

善太の顔には、一層羞恥の色がのぼった。

「よいではないか。人も馬も眼は同じだ。ぜひ見せて欲しい」

玄碩は、懐手をといた。

善太はなおも恐縮して、「御勘弁を」と何度もくり返したが、玄碩がその場からはなれないので、あきらめたように道具箱から尖端のするどくとがった三角鍼をとり出した。

馬は、恐怖におそわれているらしく大きく腹を波打たせている。時折り体を動かそうともがくが、四肢がかたく縛りつけられているので身動きすることはできなかった。

善太は、額の禿げ上った頭に汚れた鉢巻をしめると馬のかたわらにしゃがみこみ、馬挽きに命じて頭部をおさえさせた。そして、その片方の眼の瞼をおさえて巧みに返すと、鍼をその角膜に突き立てた。

激痛におそわれた馬は、暴れ出した。

馬挽きは、

「ホウ、ホウ」

と声をかけて、その頭部を一層力を入れておさえつけた。

玄碩の顔に真剣な表情がうかび、いつの間にか善太のかたわらに身をかがめると鍼の動きをみつめた。

善太は、鍼の先端で角膜に小さな孔をつくり、そこから鉤をさし入れ、眼の中をさぐって病んだ部分の膿をはじき出した。

善太の額には、汗がにじみ出ていて、手術を終ると、その部分に熊の胆汁をすりこんで立ち上った。

玄碩は、善太の顔をみつめた。

「これで馬の眼はなおるのか？」

かれは、呆れたようにたずねた。

「へえ、馬を休ませてやりさえすれば、十日もたたぬうちになおるはずです」

善太は、自信にあふれた声で言った。

馬挽きが、馬の四肢に結びつけた縄をとき、手綱をひいて馬を立ち上らせると馬を馬小舎の中へ曳いていった。

「それでは、これで」

善太は、道具を箱におさめると腰をかがめて挨拶し、そうそうに空地を出ていった。

一人取り残された玄碩は、放心したように馬小舎の方を見つめていたが、やがて懐に手を入れると路上に出た。

かれは、なじみの女のいる料理屋に行ったが、善太のおこなった鍼の動きが眼にちらついてはなれなかった。酒杯をおくと、箸を型に鍼の動かし方をまねてみたりした。

「馬の眼も人の眼も同じはずだ」

かれのつぶやくような言葉に、女はかれの横顔を見つめ笑い出した。しかし、かれの顔には真剣な表情がうかんでいた。

……五日後、玄碩は善太の手がけた馬の容体を見に行った。

馬挽きは、

「明日から働かせるつもりです」

と言って、馬小舎につながれた馬をみせてくれた。

玄碩は、馬の片目を手でおおい、失明していた眼に指先を勢いよく近づけた。馬は、驚いたように顔をずらした。それは、あきらかに馬の眼が視力を恢復している証拠であった。

玄碩は、善太の治療法に感嘆した。人間の眼の治療にあたる眼科医は、いたずらに家伝来の治療法を盲信し、ただその流派の格の高さをほこることのみに専念している。そのため古い治療法に依存する傾きが強く、新しい創意工夫が生れない。

それにくらべて、馬医者が、自己流ではあるが工夫をこらして馬の眼の治療をおこなっていることは、玄碩には大きな刺戟になった。

二

かれは、その後、善太をたずねると鍼の扱い方を教わり、その治療の実際を見学して、その方法を使って、眼に膿のたまった人の眼の治療をおこない好結果を得た。この方法は、小鋒鍼法と称された日本で最初の外科治療法で、当時西洋で開発され実施されていた手術法と同一のものであった。

玄碩は特異な性格の持主で、日頃から自分には天与の才があると高言してはばからなかった。言葉も態度も不遜で、人が頭をさげても挨拶を返さない。そうした玄碩を人々は不快がって「ホラ吹きめいしゃ」と陰口をたたいていた。

或る朝、玄碩は遊里からもどる路上で、蓆をまとい杖をついて歩いてくる乞食の姿を眼にした。

すれちがう折に、かれはその乞食の顔に見おぼえのあることに気がついた。

玄碩は、足をとめてふり返ると、

「喜平次殿ではござらぬか」

と、ためらいがちに声をかけた。

乞食が、ぎくりとしたように足をとめた。が、すぐに顔をそむけると逃げるような足どりで歩き出した。

玄碩は、蓆に身をつつんで歩いてゆく乞食が、まちがいなく田村喜平次だと思った。

喜平次の家は、近隣にその名を知られた資産家であった。家業をついだ喜平次は熱心に仕事に精を出していたが、四年ほど前に突然その両眼が失明した。かれは、家業にたずさわることもできず、そのうちに喜平次の失明を巧みに利用した雇人の一人が多額の金子を横領して逐電するようなこともあって、家業はたちまちのうちに傾いた。やがて喜平次は破産し、妻にも去られて路頭にさまよう身となったのだ。

その後、玄碩は、喜平次が盲目のため町をはなれることもできず、人々の投げあたえる食物を口にして辛うじて生きつづけているということをきいていた。

玄碩は、やはり噂通り物乞いになっているのかと暗澹とした気分になった。余りにも変り果てた喜平次の姿は、痛々しかった。

「喜平次殿」

玄碩は、喜平次を追ってその前に立った。

喜平次は、顔をそむけ身をすくめている。

「眼医者の土生玄碩だ。あなたの治療をしたことはないが、私の名はあなたも知っておられるだろう。気の毒な境涯におちいられたということはきいておったが……」

玄碩は、そこまで言うと絶句した。喜平次の顔には垢がこびりつき、頭髪も髭も伸び放題に汚れている。その両眼は、一方がつぶれ他方の目もうつろにひらかれているだけであった。

「お見のがし下さい」

喜平次の干からびた唇が、かすかにうごいた。醜い姿をみられることが苦痛なのだ。

「いかがであろう。私は、新しい眼の治療法を会得した。その方法が効を奏するかどうかはわからぬが、私に眼を診断させて下さらぬか」

玄碩は、真剣な表情をして言った。

「ありがとう存じます。私のような境遇になりました者にそのような温いお言葉をおかけいただきまして、何とお礼を申し上げてよいかわかりませぬ。しかし、眼に光が失われましてから、すでに三年の歳月がたち、難儀をいたしてまいりましたが、これが自分の宿命と思い、近頃はようやく諦めの境地にも達することができるようになりました。これでよいのでございます。お恥しい身となりましたが、幸い人様のお恵みで飢え死にすることもなく生きつづけております。ありがたいお言葉をおかけ下さいましたが、私の眼に物のうつるようなことが起ころうとは到底思えませぬ。物をもう一度見たいとは思いますが、それは未練だとさとりました。このままに、そっとしておいてやって下さいまし」

　喜平次の声は低いが、さとりきった心の平静さがにじみ出ていた。

「しかし……」

　と、玄碩は言った。

「人間は、諦めることも必要だが、その諦めはあらゆる努力の末のものでなければならぬはずではないか。私が、新しい方法で治療をしようと申出ているのだ。それを受けぬというのは物からのがれる卑劣なこととは思わぬか」

　喜平次は口をつぐみ、顔を伏したまま長い間思案しているようだった。

「よくわかりました。私がまちがっておりました。むさ苦しい身で治療代もお支払いできませぬが、もしもそれでお差支えないのでございましたら、なにとぞよろしくお願い申し上げます」

　喜平次は、顔をあげると、頭を深く垂れた。

　玄碩は、うなずくと喜平次をうながして家に帰った。

　喜平次を連れてもどってきた玄碩に、妻をはじめ家の者は眉をしかめた。が、玄碩は、喜平次を治療室に入れると、治療台に身を横たえさせた。

喜平次の頭や衣服の襟や袖口には、白いものがうごめいている。それは数多くの虱で、体からは異様な臭いが発散していた。

玄碩は、喜平次の両眼を診断してみた。

かれは、顔をしかめた。ひどい眼であった。一方の眼は膿が充満していて完全につぶれ、どのような治療によっても恢復することは不可能な眼であった。他方の眼の方が、まだ幾分ましであった。白内障であることは確実で白い翳がある。玄碩は、その白内障の白い翳を除去してみようと思った。

かれは、鍼を手にし、弟子に喜平次の瞼をひらくように命じた。

弟子は、その言葉にしたがって瞼をおさえにかかったが、ひどくただれていて指先がすべってしまう。布でその部分の粘液をふきとっては瞼に指をかけたが、そのようなことをくり返しているうちに、瞼はかたく閉じられたままになってしまった。

玄碩は当惑したが、思いきって瞼の細いすき間から鍼をさしこんだ。

喜平次の口から、激痛をこらえる声がふき出た。

玄碩は、眼球の見えぬままに闇の中を手さぐりするように鍼を操った。おそらくこのあたりだろうと勘をはたらかせて、眼球の中で鍼の尖端をうごかした。

しばらくして、かれは、鍼をひきぬき、喜平次を休息させた後に瞼をひらいてみると、白い翳はそのまま除去されずに残っていた。

玄碩は、肩を落した。手術は失敗したのである。

かれは、やむなくその眼の上に繃帯をし喜平次の体を起した。

玄碩は、喜平次を落胆させるのが辛く、

「うまくいったかどうか、今はわからぬ。四日後にまた来てみて欲しい」

と、重い口調で言った。

喜平次は、礼を言って外に出た。

喜平次は、杖をついて町はずれにある蓆でつくられた自分の小舎に通じる道をたどっていった。すっかり失明した眼を玄碩は手術してくれたが、喜平次はみじんも期待をいだいてはなかった。手術を終った後の玄碩の態度から、かれは手術が失敗したことに気づいていた。

しかし、かれは悔まなかった。無料で治療をほどこしてくれた玄碩の好意が、長い間人の情にふれたことのないかれには嬉しかった。

秋の空は青く澄んでいるらしく、体中に温い日射しの注がれるのが感じられる。かれは、杖で地面をさぐりながら道をたどっていった。

ふと、かれは、足をとめた。かれの体が、硬直したように動かなくなった。が、すぐにかれの顔に淋しげな微笑がうかんだ。錯覚にすぎないと、かれはつぶやいた。もしやと思った自分が愚しく感じられた。

かれは歩き出したが、その足が再びとまった。かれの顔にいぶかしそうな表情がうかび、それはたちまち激しい驚きの表情に変っていった。

片方の手術をした眼に、なにかほの明るいものがさしこんでいる。それは、長い間とじこめられていた闇の中で、初めて感じる明るみであった。

かれの手から、杖がはなれ地面に倒れた。かれは、あわただしく眼の上をおおう繃帯をといた。眼には痛みが残っている。

かれは、恐るおそる眼をうすくあけてみた。と同時に、かれの全身に熱いものがひろがった。膝頭がくずれ、かれは路の上に腰を落した。

眼にぼんやりと緑の色が映ってみえる。それは、傾きはじめた秋の陽光を浴びる松林の樹木の葉の色であった。

かれは、信じられなかった。大きな声をあげて叫びたかった。かれは、坐ったまま肩をはげしく波打たせていた。

小舎にもどったかれの眼は、一日、二日とたつにつれて物の姿がはっきりととらえられるようになった。

かれは、喜びの余り約束より一日早い三日目に、玄碩の家を訪れた。

玄碩の驚きは、さらに大きかった。失敗したと思っていただけに、喜平次の眼に光がよみがえったことは信じがたいことに思われた。

早速診断してみると、白い翳はそのまま残っていたが、意外にも虹彩の結膜の近くに小さい孔ができていることに気がついた。それは、勘で鍼をあやつっているうちに、その尖端が瞳孔からそれて誤って虹彩をきったために生じた孔にちがいなかった。しかし、その孔がたまたま瞳孔と同じ働きをして、眼に物が見える結果を生んでいたのだ。

玄碩は、偶然の失敗から穿瞳術を発明することができたのである。

玄碩は、喜平次の眼の治療に成功したことに有頂天になって、一層大言壮語を吐くようになった。本来なら新しい治療法を開発したのだから患者が殺到してくるはずなのに、そのような傲岸な性格が人々を不快がらせ、玄碩のもとを訪れてくる患者はほとんどいなかった。

かれは、無聊を持て余して酒や女に耽溺《たんでき》し、毎日重都という盲人の音曲師のもとに通って三味線を教わっていた。

或る日重都の家で稽古を受けていると、沢都という重都の同業者がやってきた。

沢都は、家に入ってくると、

「重都殿、貴殿にこのようなことを口にしては相すまぬ気分だが、実は眼が見えるようになり申した。眼が見えるようになったのでござる」

と、喜びに体をふるわせながら言った。

重都は、稽古の手をとめると、

「なぜ、どのようにして……」

と、せきこむようにたずねた。

沢都は、その理由を嬉しそうに説明した。かれは、所用があって京都へおもむいた。その帰途住吉近くの茶屋で休息をとって縁台に坐って茶をのんでいると、人の近づく気配がし、

「あなたの眼は、治療すれば治るのに」

という声がした。

いぶかしそうに、その声の方向に顔を向けると、

「私は、医学修業中の身だが、大阪に三井元孺という有名な眼医者がおられる。三井先生ならば必ずあなたの眼を治してくれるはずだ」

と言った。

沢都は聞き流したが、茶店を出てからしばらくして、医学生が自分を欺いたわけでもな

さそうだし、治らなくて元々だから思いきって治療を受けてみようと思い立った。かれは、予定を変更して大阪に出ると、三井元孺の家をたずね当て治療を受けた。病名は白内障で鍼をつかって治療してもらったところ、沢都の眼は光をとりもどしたという。

重都はうらやんで、

「私もその三井元孺という眼医者に治療をしてもらいたい」

と、三井元孺の家の所在や治療費の額を沢都に問うた。

沢都は、ふと三味線をかかえて坐っている玄碩に眼をむけ、冷ややかな笑いを頬にうかべると、

「全く人間というものは、人によってこうも大きな差があるものでしょうか。同じ眼医者であるのに、三井先生はあのように立派な医者だし、玄碩殿は三味線におぼれているとは……」

と、呆れたように言った。

玄碩の顔は、羞恥で赤く染った。三味線をかかえている自分の姿が、愚しいものに思えてならなかった。

盲人の音曲師は、口が悪い。沢都も毒舌家だが、その言葉は鋭く玄碩の胸を刺しつらぬいた。

かれは、三味線を投げ出すと重都の家をとび出した。

三

玄碩は、道を走った。

自分は名医を自任し、遊蕩にふけってきた。それは、若いかれの気取りでもあった。しかし、沢都の話は、かれに冷水を浴びせかけた。全国にはすぐれた眼科医がむらがっていて、互いに研鑽につとめている。せまい郷里で大言壮語を吐き遊興にふけっていた自分が、井の中の蛙のように思えた。

かれは、家に帰ると父義辰の前に頭を垂れた。今までの不心得を詫び、諸国をまわって眼科医学の知識を身につけたいと決意を述べた。

義辰は、息子の改心を喜んだが、旅に出ることは不承知だった。義辰は老齢で、玄碩を手もとにひきとめて置きたかったのだ。

玄碩は、叔父に頼んで義辰を説得してもらい、ようやく諸国遊学の許可を得た。

玄碩は、向学心に燃えて郷里の吉田を出発した。瀬戸内海沿いに備後、備中、備前をへて、播磨、摂津から大阪へと向った。

その間、玄碩は、人づてに耳にした著名な眼科医を訪れて教えを請うた。しかし、どの眼科医も玄碩に治療法を教えてはくれない。当時の眼科医は徹底した秘密主義を守っていて、家業をつぐ長子のみにしか家伝の治療法をつたえない。まして他国からやってきた見ず知らずの旅の眼科医である玄碩に伝授するはずはなかった。

玄碩の暗い旅がつづいた。せっかく眼科医を訪れてみても、用件を口にすると、たちまち玄関払いを食う。

やむなく玄碩は、京都に行くと漢方医学の塾をひらいていた和田東郭の門に入った。

玄碩は、その塾で眼科の勉強にはげんでいたが、たまたま京都近郷で打ち首になった罪人の腑分に加わる機会を得た。

その日、所定の場所におもむくと、すでに多くの医家たちが緊張した表情で集っていた。やがて、斬首されたばかりの刑死人の体が荒蓆の上にのせられて運ばれてきて、刀をにぎった雑役によって内臓がひらかれ説明があった。

斬首された頭部も荒々しく切り裂かれ、腑分は終った。

その折、玄碩は、特に願い出て刑死人の眼球をえぐりとってもらい自らの手でそれを解剖した。この時、玄碩のおこなった眼球の解剖は、日本の眼科医学界で初めての試みであった。

玄碩は、二十八歳の年に京都から大阪に出ると、そこで一戸をかまえて「めいしゃ」の看板をかかげ開業した。

しかし、無名の眼科医であるかれのもとに患者の訪れはなく、たちまち生活は困窮した。かれは、生活の資を得たかったが適当な職業もないので、夜になると家を出て揉み療治の笛を吹いては町を流した。かれは盲人を治療する関係から、その仕事に対する知識があった。

しかし、揉み療治の技術も当然素人の域を出ないものなので、頼む者も少く、玄碩の生活は飢えを辛うじてまぬがれる程度の貧しいものだった。

しかし、かれの眼科医としての才能が世に認められる時がやってきた。

かれは、一止という十六歳の盲人を知っていた。生れた時から失明していて、揉み療治の術を修業中であった。

或る夜、玄碩が道で一止に会うと、一止は、

「玄碩先生、私は生涯に一度もお天とう様を見ずに終るかと思うと、いっそ死んでしまった方がましだと思います」

と、頭を垂れ、夜道を悄然と去っていった。遠去かる笛の悲しげな音に、玄碩は、この不幸な少年の眼を治療してみようと思い立った。

翌日、玄碩は、一止を家に連れてくると診断してみた。病症は白翳症で、不治の眼病とされていた。

玄碩は、鍼を操って手術をおこない、数日後に繃帯をといてみた。

一止に眼をひらかせると、一止は、

「見える、見える」

と、叫んだ。

少年は、生れて初めて眼にする周囲の光景に、ただ言葉もなく嗚咽するだけであった。

生れつき不治の眼病におかされていた一止が、太陽の光を見ることができたという話は、たちまち大阪の町々にひろがっていった。玄碩の名は神格化され、眼病をわずらう患者が殺到して、かれは朝早くから夜遅くまで治療に専念するようになった。

玄碩は、すでに白内障の手術も会得し、世間一般に知られていない穿瞳術も発明していたので、眼病をわずらう患者たちに適切な治療をほどこしたため、その名声はさらにたかまった。

また大阪、京都の名医といわれる眼科医との交りも増して、和田東郭の塾で同門であった眼科医高充国《こうあつくに》と親しく交際した。また高を通じて、同郷人の盲人沢都の白内障手術をおこなった眼科医三井元孺とも相識るようになった。

玄碩は、高、三井と三人で互いに意見を交すことが多くなったが、ことに高は、玄碩に医学上の大きな影響をあたえた。

玄碩も三井も漢方医であったが、高は蘭方医杉田玄白の門下生で、玄碩は高と大激論を交すことが多かった。そんな席で憤った高が、

「貴殿は、まだ乳臭い弱輩だ。医学書を読みおぼえてまだ日も浅い故、私のいうことなどわかるはずがない」

と、ののしった。

玄碩は、激昂し席を立って家に帰った。

しかしいったんは絶交したものの玄碩は、漢方よりも蘭方のすぐれていることを知るようになり、高の教えも受けてオランダ医学を積極的に勉強するようになった。

三十歳を越えた頃、玄碩は故郷の吉田に帰り、家業をついで眼科治療法についての研究をつづけた。その間、広島の蘭方医と交流を保ち、オランダ医学の研究につとめていた。

享和三年、四十二歳の秋には、広島藩に召出されて藩医となった。眼科医としての玄碩の知識と技倆が高く買われたのである。

文化五年は、玄碩にとって意義深い年であった。

その年の四月、芸州侯浅野重晟《しげあきら》の第六女で南部利敬侯に嫁していた教姫が、江戸で重

い眼病にかかった。浅野重晟は心を痛め諸方から著名な眼科医を招いたが効果はなく、遂に玄碩に白羽の矢を立てた。

玄碩は、はるばる江戸にくだって赤坂にあった芸州侯の中屋敷におもむき、教姫の治療にあたったところ、たちまち効果があって快癒した。

この話は江戸中にひろまり、大評判になって、著名な医家も玄碩の教えを請うようになり、その名声は不動のものになった。

玄碩は、そのまま江戸にとどまり芝田町に邸をかまえたが、押しかける患者の数はおびただしく繁忙をきわめた。

治療費なども一々かぞえているひまもない程で、無造作に金銭を炭の空俵に投げ入れる。一杯になると、邪魔になるので縄で天井に吊し上げた。その後、金銭の充満した炭の空俵がつぎつぎと天井に引き上げられたが、或る夜、轟然と天井が多額の金銭とともに落下した。天井が金銭の重みにたえきれなかったのである。

江戸に出た翌年の文化六年六月二十三日、四十八歳の玄碩は、徳川十一代将軍家斉の謁見を受け、翌年二月二十八日には奥医師を拝命した。百俵五人扶持を受け、町屋敷を浅草平衛門町に賜った。

外藩の一藩医であった身としては、異例の出世であった。

その年の四月二十八日、玄碩は江戸をたち、故郷吉田へ墓参のため帰った。その旅は豪華で、長棒薬籠挟箱士用人下部の数十人の供にまもられた行列が組まれ故郷へくりこんだ。玄碩は、墓参を終えた後、故郷で留守を守っていた妻知恵、二女常と三女久をつれて吉田を発ち江戸へ移住した。その後、名声と富に恵まれた生活を送り、文化十三年十二月十六日には、法眼に叙せられ、また子の玄昌も文政七年西丸奥医師となった。玄碩の財は莫大なものとなり、多額の金子や地所を所有し、大名、武家、町人などにも金銭を貸しあたえた。……かれは、医家として最高の栄誉と富を得る身となったのである。

文政九年、玄碩は六十五歳を迎えていた。

その年、長崎の出島にあるオランダ商館の医官であったドイツ医師フィリップ・フランツ・フォン・シーボルトが商館長スツルレルに随行して将軍謁見のため江戸に来た。三月五日から四月十一日まで滞在したが、江戸の蘭方医たちは、その旅宿である長崎屋に行って競い合うようにシーボルトから西洋医学の話を熱心にきいた。

玄碩は高齢であったが依然として研究心は旺盛で、眼科について得ることもあるにちがいないと思い、シーボルトを宿に訪れて面談した。

その席で、玄碩が自ら考案した穿瞳術のことを口にすると、それがイギリスの眼科医チエゼルデンの開発した手術法と一致するので、シーボルトは驚嘆し、手術器具を玄碩に贈って好意をしめした。

　また玄碩は、息子の玄昌をシーボルトの旅宿におもむかせて眼科手術のことについて質問させた。その折、シーボルトが瞳孔をひらく薬があって、その薬が眼科手術に絶対に必要なものだということを口にした。

　そのことを玄昌からきいた玄碩は、もしもそのような薬があるのなら手術も容易だと思い、玄昌を使者に立ててシーボルトにその薬の成分をきかせたが、シーボルトは教えてくれない。

　玄碩は、自らシーボルトに会い、鰻の蒲焼などを贈って歓心をかうことにつとめて薬の成分をきき出そうとした。

　そのうちにシーボルトは、

「それほどまで言うのなら薬について伝授してもよい。しかしその代りに貴方のもつ葵の紋服が欲しい。私も近々帰国するが、国への土産品にしたいのだ」

　と、言った。

　その紋服は将軍家拝領のもので、むろん外人に渡すことはかたく禁じられていた。が、玄碩は、治療に役立つものを得たい一心で紋服を贈り、その薬の作製法を入手した。

　しかし、三年後に突然シーボルト事件が起り、その荷の中に葵の紋服が発見されて、玄碩は捕えられた。その罪状は、

「玄碩儀、蘭人シーボルト対話の上　稀代の漢方被二伝授一度　何の思慮もなく右蘭人へ御紋服を遣候段　国禁を犯し不届により改易為レ被二仰付一　候也」

というもので、閉門の上禁錮を受け、息子の玄昌も侍医の職を奪われ、拝領地、住居地、私有地など家財のことごとくを没収された。玄碩とその家族は、たちまち無一文となり、その後も玄碩は家族との面会も許されず、深川の木場で淋しい蟄居《ちっきょ》生活を送った。ようやくかれが家族との交流を許されたのは八十二歳の時であったが、掟にしたがって医業にたずさわることは厳禁された。

　土生玄碩が死亡したのは嘉永元年八月十七日、行年八十七歳で、

「自分の生涯は、悔いなきものであった」

という述懐が、最後の言葉であった。

楠本いね

一

第十一代将軍徳川家斉の統治する文政十年、長崎の遊女町を支配する町役人の乙名から、長崎奉行所に一通の口上書がさし出された。

乍レ恐口上書

寄合町引田家卯太郎抱遊女

其扇《そのおおぎ》

亥弐拾壱歳

右の者　去る未年より外科医阿蘭陀《おらんだ》しひとる、ひりふ、ふらんす、しいぼると　呼入候処懐妊仕候由　抱主卯太郎申出候に付　此段以二書付一御届申上候

以上

亥二月十九日

乙名　芦川高之進　印

御奉行所

「しひとる、ひりふ、ふらんす、しいぼると」とは、日本の洋学移入の恩人といわれたシーボルトで、長崎の最も格式高い遊女屋引田屋（現在の料亭花月）の抱遊女其扇と交情をむすび、其扇がシーボルトの子をみごもったと届け出たのである。

長崎港は、異国にただ一つ開かれた日本の門戸であった。唐人、オランダ人が数多く住みつき、貿易以外に多くの西洋の学問、技術が流れこんできていた。

その長崎港に文政六年八月八日、三本マストのオランダ帆船「ドウ・ドリー・ヘジュステルス号」が、帆に風をはらんで入港してきた。その船には、軍服姿の二十八歳のシーボルトが乗っていた。

シーボルトは、南ドイツの由緒ある医家に生れた。祖父、父、伯父等はすべて大学の医科教授であり、シーボルト自身もヴュルツブルグ大学で医学をおさめるかたわら博物学、民族学の研究に従事し、ことに医学では内科、外科、産科の学位を得た若い医学徒であった。

かれは、オランダに移住すると陸軍に投じ、外科少佐として蘭領東インドに赴任した。かれは、幼時からあこがれていた日本に渡航する手がかりをつかもうとしていたのだ。機会は、突然のようにおとずれた。蘭領東インド総督が、シーボルトを長崎出島のオランダ商館の医官に任命し、五年に一度日本に派遣される使節の一行に加えてくれたのだ。文政六年五月二十五日、シーボルトを乗せた船はバタビア港を出帆し、東へ東へと進み、七十余日の航海の後に長崎へと到着した。

シーボルトは、オランダ人の居留区域である出島の中で起居するようになった。埋立てつくられたその島は、オランダ人を閉じこめておく檻にも似た性格をもつものでもあった。島と陸地を結ぶ個所には役人が常駐して、洋人が島から出ることをきびしく監視していた。

しかし長崎奉行は、シーボルトの学識の豊かさを無視できず、シーボルトの行動にはかなり寛大な態度をとった。そして翌文政七年には、長崎の郊外鳴滝に塾をひらくことをも許した。

シーボルトは週に一回、鳴滝におもむいて集まってきた弟子たちに外科、眼科、産科の実技をしめし、多くの患者の治療に専念した。初めにおこなった手術は腹水穿刺で、その他内科的治療によって難病にとりつかれた患者を平癒させたりした。

シーボルトの名声はたちまちたかまり、遠方から病人が続々とかつぎこまれ、それとともに多くの学徒たちがシーボルトの教えをうけるために集まりむらがった。それは九州から東北地方にわたるほとんど全国から馳せ参じたもので、高良斎、高野長英、小関三英、伊東玄朴、戸塚静海ら五十七人の多きを数えた。

シーボルトは、これらの弟子を熱心に教育するとともにテーマを各人にあたえて、オランダ語による論文を提出させた。これは弟子たちの学習意欲を燃えたたせ、美馬順三の「日本産科問答」をはじめ多くのすぐれた論文となって残された。

シーボルトが長崎の地をふんでから、二年間が過ぎた。かれは、三十歳だった。

その頃、かれは、一人の美しい女と情を交すようになっていた。

オランダ屋敷のある出島には、長崎の遊女町から駕籠または徒歩で多くの遊女たちがくりこんできた。

彼女たちは、紅毛人を専ら相手とする阿蘭陀行《オランダゆき》と称される遊女たちで、美しい衣服をまとい禿《かむろ》を供に出島に入ってくる。女性で出島にはいるのを許されるのは、彼女たち阿蘭陀行遊女だけで、出島の入口には、

一、傾城の外女不ㇾ入事

というかめしい制札がかかげられ、遊女たちはその場所で役人の検査をうける仕組み

になっていた。

その遊女の中に、眼鼻立ちの整った美しい女がいた。ことにその瞳は水々しくかがやいていて、シーボルトは、その幾分茶色味をおびた眼にひきつけられた。その女は、引田屋抱えの其扇《そのおおぎ》という十九歳の遊女であった。

其扇は、本名をお滝。父は佐兵衛、母をおきよといい、文化四年三人姉妹の次女として生れた。父は長崎でコンニャク屋をいとなんでいたが経営は思わしくなく、借財をつくって家業を閉じた。そして姉につづいてお滝も、十五歳の折に遊女として引田屋に売られたのである。

天性の美しい容姿にくわえて、聡明で挙措振舞のつつましい其扇は、出島の洋人たちの話題になった。

遊女には、他に日本人のみを相手とする日本人行《ゆき》、中国人のみを相手とする唐人行《ゆき》の遊女があったが、其扇のぞくする阿蘭陀行の遊女は、その人種的嫌悪から紅毛碧眼の洋人に対して心からなじむものはほとんどいなかった。

或る遊女は、洋人と同衾する度に、鬼に抱かれるようだと嘆いたが、其扇もその例にもれなかった。しかし、前借を代償に売られたかぎり洋人を忌避することはできない。彼女は、ただ年季のあけるのを唯一の楽しみに、毎夜堪えに堪えた日を送っていた。

その前に、忽然とシーボルトがあらわれた。シーボルトは、他の洋人の宴席にはべる其扇の容姿をかい間見た時から、其扇の美しさに恍惚となり、其扇をしばしば呼ぶようになった。

シーボルトは、長崎の土をふんでから日本語の学習にも熱心だった。厠の壁などにも日本語を書きつらねてそれに慣れようとしたほどの熱意をもっていたので、其扇にもたどたどしいながらも日本語をまじえてかきくどき、その美しい体を愛撫した。かれにとって其扇は、異国の地で得た初めての愛人であった。

其扇を知って間もない文政九年二月、シーボルトはオランダ商館長デ・スツルレルを長とする使節に加わって、江戸へと向った。

日本をより深く知りたいとねがっていたシーボルトにとって、その旅は得がたい機会だった。

使節一行は江戸にたどりつくと将軍家斉に謁見したが、シーボルトはその旅で日本についての知識を得ると同時に多くの日本人と交渉をもった。シーボルトの学識を吸収しようとする学者たちが、シーボルトの周囲にむらがったのである。

その中には、蘭学者桂川甫賢、大槻玄沢、宇田川榕庵、眼科医土生《はぶ》玄碩《げんせき》、針灸医石坂宗哲、本草家栗本瑞見、天文学者高橋作左衛門、探険家最上徳内等があり、シーボルトもその意にこたえて、手術をし内科的治療法を実地にしめしてみせたりした。

その旅の間にも、シーボルトの其扇に対する想いはつのるばかりで約五ヵ月後の七月七日に長崎に帰りつくと、其扇の体を狂おしいように抱きしめた。

シーボルトは、其扇を遊女にしておくことに堪えられなかった。そして、抱主の引田屋に交渉し多額の金銭をあたえて其扇を落籍すると、鳴滝の塾にかこった。

其扇は落籍と同時に本名お滝にもどり、シーボルトもオタクサ（お滝さん）と呼んで深い愛情をそそぎつづけた。シーボルトは、日本で採取した紫陽花《あじさい》にHydrangea Otaksa という学名をつけたが、Otaksa とはオタクサ、つまり愛人の名であったのである。

やがて、お滝は身重の体となった。西洋人と交渉をもつ遊女の懐妊は、逐一奉行所に届けなければならない。その仕来りにしたがって町役人芦川高之進の名で、その旨奉行所へ口上書としてさし出されたのである。

二

文政十年五月六日夜、お滝は出島で無事に女子を生んだ。その女児は、伊禰《いね》と名づけられた。

お滝の乳の出は少く、初めは山羊の乳をあたえていたが、それも不都合なので乳母を二人やとうことになった。

しかし、出島には、

一、傾城の外女不レ入事

という厳しい掟がある。むろん素人の乳母を出入りさせることはできなかったが、シーボルトの子であるという理由から町役人も特別の便宜をはからって、二人の乳母を遊女という名目で出島へ入ることを黙認した。子守役として黒人少年オルソンがやとわれた。

いねは、その後銅座町のお滝の実家に移って養育されたが、その容貌はやはり混血児らしい彫りの深さをしめし、その髪も茶褐色を帯びていた。

いねの誕生後、一年がたった。シーボルトは、弟子の教育に専念すると同時に、愛人お滝と娘のいねを愛しつづけた。

しかしシーボルトは、やはり異国の男であった。長崎へやってきてからすでに五年、それはかれの日本における任期でもあった。

かれは、お滝親娘を深く愛しながらも帰国の念をおさえがたかった。

文政十一年秋、かれは日本をはなれることになり、日本で蒐集した資料の荷造りにかかった。そして、オランダ船コルネリウス・ハウトマン号に多くの荷箱を積みこんだ。

――災厄が、不意にシーボルトの身にふりかかった。

八月十日、雲が怪しく乱れ走り、夜になるとすさまじい烈風が豪雨とともに長崎を襲った。それは、稀なほどの大型台風の襲来だった。

シーボルトは出島の自宅にいたが、夜半には二階が風で吹きとばされ、かれははげしい恐怖にかられて、玄関に置かれた旅荷物の間にうずくまって身をふるわせていた。

朝になって、風もようやくおとろえ、シーボルトは恐る恐る戸外をのぞいた。そこには惨澹とした光景がひろがっていた。家屋の多くは倒れ樹木はなぎ倒され、海面には白い泡を立てて激浪がさかまいていた。

その台風でコルネリウス・ハウトマン号は、波浪にもてあそばれて稲佐の割石という岸に激突し、舳が志賀家の家の二階に寄りかかってしまった。

このオランダ船の難破によって、シーボルト事件が発生した。船内におさめられたシーボルトの荷をあらためた役人は、その中から国外搬出をかたく禁じられていた品々を発見、シーボルトは、禁制をおかしたかどできびしい取調べを受けることになったのだ。

その一つは、高橋作左衛門から入手した日本地図であった。高橋は、シーボルトが秘蔵する世界地理の本を得たいとねがい、シーボルトが江戸に来た折に、国禁とされていた日本地図と交換したのである。

さらにシーボルトの家をしらべると、徳川家の葵の紋の入った紋服も発見された。これは、眼科医土生玄碩が眼科の知識をシーボルトからさらに詳しく教えを受けたいために、将軍家から拝領したものを贈ったものであった。

その報は、ただちに江戸へとんだ。十月十日夜、浅草猿屋町と御蔵前の二方面に御用提灯がおびただしく湧き、それは灯の流れとなって、天文台下の高橋作左衛門の屋敷をとりかこんだ。やがて捕吏にとらえられた高橋は、青網をかけられた駕籠でかつぎ出されて奉行所へ引き立てられた。

それにつづいて土生玄碩も逮捕され、シーボルトの門弟は嫌疑を受けて続々と奉行所へ連行され、その数は五十余人を数えた。

シーボルトに対する取調べも十一月十日からはじまり、出島に幽閉の身となった。

シーボルトの愛人お滝も、しばしば奉行所に呼び出され厳しい追及を受けた。が、お滝は、シーボルトの不利になることをおそれて、かたくなにただ「知りませぬ」という言葉をくり返すだけだった。

シーボルトの耳には、多くの門人の逮捕とそれにともなう悲惨な話がつたわってきた。高橋作左衛門の部下岡田東輔は、精神錯乱を起したらしく役所に召喚される朝、腰刀で自刃をはかって間もなく死亡。その他、拷問にあって歯をくだかれた者も多く、入獄した者たちは、冬の寒気の中で呻吟しつづけていた。

シーボルトは、これら門人の悲惨な境遇に心を痛め、取調べの苛酷さもあって精神的にかなりの打撃をこうむっていた。顔色は青ざめ、頬もこけ、夜も眠れず輾転《てんてん》としつづけた。

お滝は、いねを実家にあずけてシーボルトに附添っていたが、或る夜半、肩をゆすられて起きると、喪服を着たシーボルトが眼を異様に光らせて枕もとに坐っていた。

「門人たちは牢に入れられた。これはみな私が悪いからだ。これ以上生きてはおられぬ」

シーボルトの手には、黒い布でまかれた小刀がにぎられていた。

お滝は、驚いて立ち上るとその手をつかんだ。そして、明方までシーボルトをなだめすかして、ようやく自殺を思いとどまらせた。

シーボルトに対する審問は、コルネリウス・ハウトマン号難破後一年もたった文政十二年九月下旬に終った。

高橋作左衛門は獄中で病死したが、懲罰のためその死体は塩漬にされ改めて死罪にかけられた。その長子小太郎、次子作次郎はともに遠島。紋服を贈った土生玄碩は改易、その他門人たちは永牢後病死したものをふくめて五十余人が苛酷な処罰を受けた。

シーボルトに対する判決は、国外追放と日本への再来航を禁止するという処置であった。

シーボルトは、思わぬ事件によってお滝に対する愛情はさらに深まっていた。絶えず自分のかたわらにあって慰めてくれ、さらに死から救け出してくれたお滝と、そして子供のいねにシーボルトは別れがたい念を感じていた。

文政十二年十二月五日、シーボルトは日本を追放されることになった。

シーボルトは、出発する直前、送りにきた門人の高良斎、二宮敬作の前で、いねの体を抱き上げた。その眼には光るものがあふれた。

シーボルトは、高と二宮に言った。

「私は、再びこの地にはやってこられない身だ。気にかかるのは、このいねだ。このはかない子供を養育してやって欲しい」

そのとつとつとした言葉に、二人の門人は肩をふるわせて泣き、

「先生の御恩に報ゆることができずにお別れするのは、まことに残念です。その御恩に報ゆるためにも、必ずおいね様の養育に力をつくさせていただきます」

と、誓った。

お滝も、シーボルトに手をつかまれ嗚咽《おえつ》していた。そうした中で、二歳八ヵ月のいねだけは、シーボルトに抱かれたまま明るい瞳を無心にかがやかせていた。

夜明けの気配がきざしていた。

シーボルトは、いねを頬ずりすると、意を決したように乗船した。

甲板に立ちつくすシーボルトを乗せたオランダ船コルネリウス・ハウトマン号は纜《ともづな》を解き、静かに港外へと進んでゆく。

船が港口の小瀬戸にさしかかった頃、小さい漁船が必死に櫓をあやつって近づいてくる。その船の中の漁師がしきりにオランダ船にむかって手をふっている。

ハウトマン号は停止した。その漁船には、漁師をよそおった高、二宮の両門人とお滝、おいね親娘が乗っていた。

シーボルトは、ボートをおろして漁船に漕ぎ寄せ、再び別離を惜しんだ。しかし、その行為は禁をおかしたものなので、シーボルトはそうそうに船にもどった。

やがてハウトマン号は、三色旗をひるがえしながら徐々に港の外へと消えていった。

三

シーボルトと別れたお滝は、二十三歳の若さであった。その容姿は、遊女時代の華やかさはなかったが、町の女らしいつつましさも加わって別種の美しさが匂い出ていた。

ひとり身になったお滝は、多くの男たちから言い寄られた。男たちにとっては、元遊女であった女だという気安さもあったろうし、お滝自身にもシーボルトの愛人であっただけという気軽さもあったにちがいない。シーボルトと別れた翌年には、或る男と同棲してつねという女児を生んだ。

その間にもシーボルトからは、長崎をはなれた翌年の夏、お滝宛にたどたどしい片仮名で書かれた手紙が送られてきた。

シボルト

一、ワタクシハ　七月七日　オランダノミナトニ　イカリヲオロシタ。

一、ニチニチ（日々）ワタクシハオマエ　マタ　オイネノナ（名）ヲシバシバイ（言）フ。

一、オマエヲ　マタ　オイネ　モットアイ（愛）スル。

一、コノタビ（此の度）アナタニ　マタオイネニ　メツラ（珍）シモノ（物）ヲヲクリスム（贈りすすむ）。

それに対してお滝も手紙を書いているが、その中に、

「……わたし事もこんねん正月によぎなく、ぎりにて他へ嫁し申候。……和三郎と申人に

御座候おいねを大いにあい（愛）し、よき人ゆへ（故）御あじなされまじく、少し年はわか（若）くおわしまし候ども　家内みなみなよき人ゆへ　わたしもあんしん申候」

とあるように和三郎のもとに嫁いでいる。

門人の高良斎は、郷里の徳島に帰り、二宮敬作がお滝親娘の世話をしていたが、二宮もお滝の再婚については反対しなかった。シーボルトとお滝の間柄は正式の夫婦ではなく、たとえ師に対する恩義はあっても一人の女性の幸福をさまたげることは本意でなかったのだ。

　二宮が最も心を痛めたのは、シーボルトの遺児いねであった。混血児の将来は、けわしいものであるにちがいないと予測された。まだ物心つかぬ幼さで、その身に流れる血に気づいてはいないが、人種的偏見のはげしい世に、この幼い女児がどのように生きてゆくことができるのか、二宮は暗澹とした思いだった。

　いねは、お滝の嫁ぎ先に引きとられて養育され、二宮もそのまま長崎にとどまって患者の診療にあたっていた。しかし、シーボルト事件の余波は依然として残されていて、二宮も郷里宇和島で謹慎しなければならぬ身であったので、いねの行末を案じながら長崎を去った。

　いねは、成長するにつれてその美しさを日増しに際立たせるようになっていった。しかし、いねの美貌はやはり混血児のそれにちがいなかった。戸外へ出ると、たちまち近隣の子供たちにはやし立てられる。生れつき体も脾弱だったいねは、そうした蔑みを受けることを避けるためもあって、専ら家の中にとじこもって書に親しみ、長ずるにしたがって、オランダの書物にも眼を通すようにさえなった。

天保十一年、いねは十四歳の春を迎えた。その容貌は一層美しく、彫の深い眼鼻立ちは、知的なものを秘めた気品に満ちていた。

しかし、いねの眼には、暗い翳があった。混血女という宿命を背負わされた彼女は、一般的な女性としての幸福は到底望めないことをさとっていた。

いねは、悶々として日を送っていたが、そのうちに学問に自分の将来の道を見出したいと思うようになった。

しかし、母のお滝はいねの読書を喜ばなかった。脾弱な体で家にとじこもることに不安を感じていたし、また学問がいねの女としての幸せをさまたげるのではないかと考えたのだ。

お滝は、いねの読む本をとりあげ、和裁や料理などの家事修業をするようにすすめた。それでも、なおもかくれて読書するいねを見つけると、はげしく叱った。

いねは、そうした母に強く反撥した。混血である自分には、恵まれた結婚は考えられず、家事修業も意味のないことだと思った。自分の不幸な境遇は、母が異人のシーボルトと情を交し自分を生んだことが原因なのだ、と母を憎んだ。いねは、家にいる気になれず母にも行先を告げず出奔すると、その年、郷里宇和島にあったシーボルトの門人二宮敬作をたずね、医学の修業で身を立てたいという意をつたえた。

敬作は、いねの申出でに賛成し、

「あなたの父君は、産科に長じておられました。あなたも産科を専門とすべきだと思います。それにはまず外科学を研究することからはじめるべきだと思います」

と言った。

いねは、そのまま二宮の家にとどまって二宮から外科学の授業を受け、熱心にその知識を得ることにつとめた。

しかし、そのうちに二宮からの手紙でいねの寄寓していることを知った母のお滝が、帰ってくるようにという手紙をしきりに送ってくるようになった。いねはそれを黙殺していたが、母の淋しさを思い不本意ではあったが、長崎へもどっていった。

しかし、いねの向学心はたかまるばかりで、日を追うにしたがって遊学の念は強くなった。お滝も、もはやそれを抑えつけることができないことをさとり、渋々といねの遊学を許した。

いねは十九歳になっていた。二宮敬作は、いねが本格的に婦人科産科の研究に従事すべきだと考え、シーボルトの門人であった石井宗謙の門をたたくようにすすめた。

いねは、その忠告にしたがって弘化二年二月、岡山下ノ町で婦人科産科の医院をひらく宗謙のもとに弟子入りした。

石井は、恩師の遺児であるいねを熱心に教育し、いねも精魂をかたむけてその道にはげんだ。

しかし、石井は、いねの余りの美しさに心の平静さを失いがちだった。肌の色は雪のように白く、茶褐色を帯びた髪と奇妙な調和をみせ、それが妖しい美しさをかもし出している。それに、いねの眼は母親ゆずりで水々しく輝き、その瞳をみる度に宗謙は、身をひきこまれるような物狂おしさを感じた。

母のお滝は、娘一人の遊学に気分も落着かず、はるばる海路岡山にいるいねをたずねてきた。お滝は、すっかり女医らしくなったいねを眼にして石井宗謙に深く礼を言い、岡山に数日滞在した後、帰郷することになった。

いねは、師の宗謙とともに、お滝を舟で天神丸という船まで送った。

やがて天神丸は、沖へとその姿を没していった。

いねと宗謙をのせた舟は、引き返した。

その途中、突然いねは、宗謙に荒々しく肩をつかまれた。宗謙は、喘ぎながらいねにはげしく愛を訴える。

いねは、愕然としてそれにさからった。

宗謙の欲情は、さらに燃えさかり、強引にいねを舟底に押し倒すとその体におおいかぶさっていった。……いね、二十五歳、宗謙、五十六歳であった。

不幸は、さらにいねをいためつけた。いねは、宗謙の子をみごもってしまったのである。宗謙の妻しげは、夫といねの関係に気づき、いねに罪の償いをしようと心がけた。しげには実子はなく、妾のおころに久吉という男児があるだけだった。

そうした事情から、しげは、いねの産む子を石井家にもらい受けることによって、いねの将来の負担を軽くしようと申し出でた。

しかし、いねは、その申し出を冷ややかにことわり、臨月を迎えると他人を一切近づけず、粗末な長屋の一室にとじこもった。

やがて陣痛がはじまった。いねは、激痛に歯を食いしばりながらも、指をのばして胎児を自らの手でとりあげた。いねは、何度も失神しかけた。が、産科の技術を使ってへその緒を切り、すべての後仕末も人知れずすました。

いねの産んだのは、女児であった。いねは、ただ自分一人の子だという意味で、その子を只子と名づけた。愛もなく犯され、そして生れてきた子を、いねは悲しみをこらえて抱きしめた。

いねにとって、石井宗謙は鬼畜のように思えた。男の強い力に抗しきれず強姦されたいねは、石井のもとに身をおくことに堪えられなかった。

いねは、只子を抱いて長崎に帰った。

お滝は驚き悲しんで、いねと抱き合って泣いた。勝気ないねも、さすがに別人のように打ちしおれて、うつろな眼をして只子を抱いて家の中にこもりきりだった。

ようやく心の傷もいえたいねは、長崎で産科の医院をひらいた。女医であるという物珍しさから、いねのもとに訪れてくる患者の数は日毎に増していった。

しかし、いねは、それに飽き足らず長崎磨屋町の阿部魯庵について三年間産科の修業をつづけた。

その年（安政元年）の十一月、いねの前に恩師二宮敬作が姿をみせた。二宮は、宇和島の伊達宗城《むねなり》侯の準藩医に遇せられていて、藩命で村田蔵六（大村益次郎）に同行して長崎へとやってきたのである。

二宮は、いねに幼女がいることをいぶかしんだが、それが石井宗謙に弟子入りさせた結果だということを知って激怒した。その責任は自分にもあるとも思った。

二宮は、いねを自分のもとに置いて修業させるべきだと決意し、いねと相談した末、只子は祖父のもとにあずけ、いねは二宮のもとでさらに医学の研鑽を重ねることになった。

二宮は翌安政二年藩医に命じられ、いねもやがて二宮の屋敷の近くに医院をひらき長崎から只子を呼び寄せた。

いねの洋方女医としての名は日を追ってたかまり、多くの患者が押しかけた。

いねの向学心は、尽きるところがなかった。寸暇を利用して蘭学の修業にも心を傾け、村田蔵六にも師事した。その蘭学の上達ぶりは、二宮と村田を驚嘆させた。

いねは、すでに三十歳を越えていた。

四

安政六年七月六日、長崎港にイギリス商船「カルタゴ号」が入港してきた。その船には、髪も白くなったシーボルトが、長男アレキサンデル（十三歳六ヵ月）をともなって乗船していた。

シーボルトは、帰国後五十歳の折にドイツ貴族の娘と結婚、長男アレキサンデルを得たが、その妻もすでに死亡していた。

かれは、日本へ再び渡航することを夢みていたが、そのうちに日本が英、米、仏、ロシヤ、オランダと通商条約を結んだことがきっかけになって、シーボルトに対する日本放逐令は撤回された。そのためにシーボルトは、思い出深い日本にはるばるとやってきたのだ。すでに六十四歳になっていたシーボルトは、老いの眼をしばたたいて長崎の町をながめ、やがて岸に数人の日本人が立っているのを認めた。

それは、夫と死別して独身となっていた五十三歳のお滝、三十三歳のいね、八歳の只子、それに中風で半身不随になった二宮敬作、その甥の三瀬周三等であった。

シーボルトは、上陸するとそれらの人々とただ言葉もなく手をにぎり相擁した。

シーボルトは出島に落着いたが、しばらくして本蓮寺内の一乗院を宿舎とし、ついで鳴滝の昔の邸に移った。お滝といねは、しばしばシーボルトをたずねて想い出にふけった。

シーボルトは、やがて幕府の外交顧問として江戸に上ったが、攘夷論がたかまっていた頃でシーボルトの身辺は危くなった。さらにかれを排斥する空気も濃く、オランダ総領事の強硬なシーボルト退去の求めに幕府もシーボルトをうとんじるようになった。

シーボルトは、やむなく長崎に帰り、ついでオランダへと淋しく去っていった。

いねは、長崎銅座町で産科医をつづけ、ことに宇和島の伊達宗城《むねなり》侯に厚い知遇を受け、伊達家に病人があるとその都度宇和島に呼ばれるほどであった。

いねは、朱本（シーボルトの訛）いねと称していたが、伊達侯はお滝の先祖が楠正成と関連があることから楠本と改名せよと命じ、いねの名も、伊達侯の「伊」とシーボルトの篤《ト》を結び合わせて伊篤と改名させた。また只子も侯のすすめで「高子」とあらためた。

さらに伊達侯の仲介で、高子は十六歳の折、二宮敬作の甥三瀬周三と藩邸南殿で華燭の典をあげ、その席にはお滝、伊篤母娘も列席した。

伊篤は、その後オランダ医ポンペ、ボードイン、マンス等に師事、明治三年二月には東京府京橋区築地一番地に産科医院をひらき、洋方女医としての名を一層たかめた。そして、明治六年七月には、宮中で権典侍葉室光子の妊娠の折に産科医としての勤めをはたし、同年九月二十九日には若宮の骨折を治療、金百円を下賜された。

伊篤は、老いをますにつれて鼻柱は高く、眼窩はくぼんでその顔は一層鋭さを増した。

その後伊篤は、いったん長崎にもどり再び東京麻布狸穴《まみあな》に居をさだめた。

しかし、医学水準は急速にたかまっていて、伊篤の得た古い医学知識では通用しなくなっていた。伊篤のもとを訪れる患者も目にみえてへり、遂に医院を閉じなければならなかった。

伊篤は、晩年を孤独のうちに送った。

明治三十六年八月二十六日、伊篤はその生涯を閉じた。享年七十七歳。

その死因は、好物の鰻の蒲焼と西瓜の食べ合わせが悪かったためといわれている。

中川五郎治

一

文化四年四月二十五日、エトロフ島内保《ナイホ》の海岸で、五郎治《ごろうじ》は、海に眼をすえて立ちつくしていた。

海上には夕色が濃く、海面に大小二隻のロシヤ船が黒々と浮んでいる。かれの眼には、その異国船が不吉なものとして映っていた。

千島列島の情勢は、日増しに険悪な様相を呈していた。

幕府は、北海道に近いクナシリ島を松前藩の支配下におき、これに対してロシヤは、ウルップ島に強固な植民地をもうけていた。その中間にあるエトロフ島をめぐって、日本とロシヤの勢力は相接する形となっていた。

明和五年、ロシヤは軍を派してエトロフ島を占領したが、そのまま放置していたため、幕府は高田屋嘉兵衛のエトロフ島への航路発見をきっかけに、近藤重蔵に命じて同島の開発を命じた。

近藤は、すぐれた才能を発揮して積極的に島内を歩きまわり、同島西海岸のシャナに会所をもうけ、全島を七郷、二十五ヵ村にわけ、十七ヵ所の漁場をひらいて日本所属の島とした。つまりエトロフ島とウルップ島の間の海峡が日露両国の国境線となり、一応千島方面には平穏な空気が保たれていたのだ。

しかし、三年前の文化元年秋以来、日露関係は急速に悪化の一途をたどりはじめた。

その年の九月六日、軍艦ナデジュダ号に乗ったロシヤの遣日全権大使レザノフが長崎に来航、奉行に通商をもとめた。それは、十二年前に来航したラクスマンに、幕府の重臣が通商許可をあたえた約束の履行を要求するためのものであった。

レザノフの来日はただちに江戸へ急報されたが、幕府の回答はなく、半年もたった文化二年三月通商不許可の幕命がレザノフのもとにもたらされた。

レザノフは、やむなく長崎をはなれたが、その憤りははげしかった。半年も長崎で待たせた上約束にそむいた幕府に対して、武力をもちいて通商を強いる以外に方法はないと判断した。日本の防備はきわめて貧弱で、ロシヤの武力に抵抗できる力はなかったのだ。

レザノフは、報復手段の一つとして防備の手薄な千島方面の襲撃をくわだて、まず文化三年九月に部下に命じてカラフトの大泊を襲撃させた。

そうした不穏な空気の中で、突然ロシヤ船がエトロフ島の内保に姿をあらわしたのだ。

五郎治は、エトロフ島の番人小頭であった。かれは、四月に入って間もなくエトロフ島のオイトに、幕府雇船の荷物積入れのため出張していた。そこへ内保に異国船二隻現わるの飛脚を受けた。

かれは、ロシヤ語も少しは知っていたので、上司の児玉嘉内から内保へすぐにおもむくようにと命じられた。

五郎治は、すぐに小船に乗り、その日の夕方に内保に到着した。

内保には一人の番人もいず、大工の三助、稼方の左兵衛、長内、六蔵の四名がいるのみであった。かれらは異国船の姿におびえ、五郎治の姿をみるとよろめくように走り寄ってきた。

かれらの話によると、その日の午後短艇に乗って多くのロシヤ人が上陸してきたが、ただ偵察の目的だけであったらしく帰船していったという。

……そのロシヤ船は大型船がユノナ号、小型船がアホシ号で、ホフストフという者が指揮をとっていた。

日が落ち船影は夜の闇に没したが、五郎治は海岸に長い間たたずんでいた。ロシヤ船がこのまま穏便に内保をはなれるとは思えなかったのである。

かれは、その夜一睡もできず、夜が明けると再び海岸に出てロシヤ船を監視した。

すると、朝の陽光を浴びたロシヤ船から短艇三艘が下され、こちらにむかってくるのがみえた。眼をこらしてみると三十名近いロシヤ人が乗っていて、しかも一人一人が銃を手にし、大砲までのせている。

その気配に不穏なものを感じた左兵衛たちは、恐怖に体をふるわせ五郎治にとりすがった。

五郎治は、なんとかロシヤ人たちとの摩擦を避けようとして、長内をはげまし歓迎の意味をこめて、海岸まで出迎えに出し、自らは他の三名とともに番小屋へ引きさがった。

しかし、そうした策も効果はなく、上陸したロシヤ人たちは、長内をはげしく殴打して縛り上げ、銃を手に番小屋へと駈け上ってきた。三助、左兵衛、六蔵の三人は、悲鳴をあげて裏口から逃げ出し、附近の物陰に身をひそめた。

五郎治は、責任者でもあるので説明しようとふみとどまっていたが、入口から乱入してきたロシヤ人によって荒々しく縛り上げられた。あたりを捜索したロシヤ人たちは、たちまち三助等三人も探し出して小屋に引き入れると、これにも縄を打った。

やがて縛られた長内が、海岸方向から引き立てられてきた。

ロシヤ人たちは、長内の縄をとくと、番小屋に附属している多くの蔵の錠をはずさせ、金目のものを運び出しはじめ、短艇で掠奪品を本船に運ぶと同時に、五郎治たち五人を船倉に投げ入れた。そこには、昨年樺太で捕えられた源七、福松という二名の者が押しこめられていて、かれらの口からもう一隻のロシヤ船に富五郎、西蔵という二名の者が同じように閉じこめられていることをきいた。

ロシヤ人たちは、掠奪品の積みこみを終ると、番小屋と倉庫に火を放ち二日後に出航した。

五郎治は、憤りに身をふるわせた。ロシヤ人たちの態度には日本人を敵視し、つぎつぎに暴挙をおこなう意図があきらかである。

ふと五郎治は、三日前までとどまっていたオイトへの襲撃をふせがねばならぬと思った。オイトの番小屋倉庫には、米三百俵が貯蔵されている。それを奪われるとその地の食糧は絶えるので、五郎治は、おぼつかないロシヤ語を使いオイトにはなにも物資はないと熱心に説いた。

ロシヤ人は、五郎治の言葉を信用しオイトへはむかわなかったが、その代りにエトロフ島の中心地シャナへと船の舳を向けた。

四月二十九日、ロシヤ船二隻は、シャナ沖合に達すると陸上に砲撃を開始した。

シャナには、箱館奉行調役下役元締の戸田又太夫と同下役の関谷茂八郎が南部、津軽両藩の藩兵を率いて警備にあたっていたが、火器も乏しく、ロシヤ人の上陸とともにいち早く退却した。そして、戸田又太夫は、応戦もせず退いた責任を負って自殺した。

ロシヤ人は、会所や番小屋から手当り次第に物資を掠奪して建物に火を放ち、南部藩火薬師大村治五平を捕えた。

ロシヤ船は、その後も暴行をほしいままにし、さらにクナシリ島を襲い、利尻では日本船三隻をとらえて物資をうばい船を焼きはらった。

六月五日、ロシヤ船は、利尻で大村治五平以下八人の者を釈放したが、五郎治と左兵衛二人は拘置されたままだった。その理由は、五郎治と左兵衛が身分の高い者と錯覚されたためであった。むろん釈放された大村治五平の方が武士であり地位も高かったが、大村は下賎の者といつわり、五郎治たちにも口裏を合わせるように強要して巧みにロシヤ船から下船することに成功したのである。

五郎治は、大村に託して上司である幕府の役人児玉嘉内に書状を送った。その中でかれは、故郷に残る両親のことが唯一の心のこりだと述べ、またロシヤ船は強力な武力をもっているので、それに対抗するためには充分な防備を強化する必要があると進言した。

六月二十五日、五郎治と左兵衛を閉じこめた二隻のロシヤ船は利尻をはなれた。

……この時から、二人の苦難にみちた異国での抑留生活がはじまったのである。

二

五郎治は、明和五年、陸奥国北郡川内村（青森県下北郡川内町）に生れた。

成人の後、蝦夷（北海道）の津軽海峡沿岸にある松前に渡って商家へ奉公した。その間にかれは、将来北方へ雄飛したいという大きな夢をいだくようになった。

たまたま寛政十一年、幕府が東蝦夷地（北海道南半分及び千島地域）の浦河から知床にいたる部分と千島方面を直轄地とし、さらにエトロフ島の開拓に着手したことを知った。

三十二歳になっていた五郎治は、自分の後半生を北方開拓に賭けようと決意し、松前の豪商栖原庄兵衛の世話でエトロフ島へ渡り番小屋の人夫となって働いた。

かれの才腕はやがて認められ、番人に昇格した。番人とは松前藩がアイヌを使役するためにもうけた村落の小役人のことで、かれは、エトロフ掛下役児玉嘉内の配下となった。その後、五郎治は、番人を指揮する番人小頭を命ぜられ、ロシヤ語の通詞助役ともなった。

かれにとってロシヤ船に抑留されたことは、思いもかけぬ出来事であった。四十歳になっていたかれはアイヌの女との肉体交渉はあったが妻子はなく、いわば身軽な体であった。しかし、生命の保障もなくいつ帰されるかもわからぬ異国への旅は、心細く悲哀にみちたものであった。

ロシヤ船は、オホーツク海を渡ってシベリヤのオホーツクに入港した。

かれの眼には、初めてみる異国の港の光景が異様なものとして映った。港には異国船がひしめき、船上や港には赤毛の大男たちが立ち働いている。

五郎治は、かれらの物珍しげな視線に射すくめられたように、左兵衛と身を寄せあって引き立てられていった。

かれは、すぐにでもロシヤ人によって殺されるのではないかとおびえたが、海産物をあつかう商会に軟禁された後は、乏しいながら食物もあたえられ生命の危険はないようだった。

その間、五郎治はエトロフ島をはじめ日本の北方諸地域を襲ったロシヤ船二隻の指揮者ホフストフが、ロシヤ政府によって拘留されたことを知った。無謀にも日本の島々を襲い金品を掠奪したことが、日本との交易をのぞむ政府の怒りをかったのである。掠奪した品々はロシヤ政府に没収され、五郎治の身柄を引き受けている商会の手によって売却が命じられた。

その品々の中で、日本国の地図と航海図が売却されずに封印されたまま商会の倉庫に格納されていた。

それを知った五郎治は、それらの地図がロシヤ側に渡っては日本の不利になると判断し、倉庫の番人をたぶらかして内部に入り、地図と航海図をひそかに持ち出して焼却した。

文化五年が、暮れた。

五郎治は、左兵衛とともにひそかに生きつづけた。かれらの願いは、日本へ帰ることのみであったが、ロシヤ側には、かれらを帰国させる気配は全くない。五郎治と左兵衛の望郷の念はつのった。荒涼とした風景と荒々しくかれらに接するロシヤ人への嫌悪は、一層たかまった。

五郎治は、左兵衛と脱出することを企てるようになった。たとえ死ぬことはあっても、ロシヤ人の眼からのがれ、束縛を受けぬ自由な生活をしたいと思った。むろん最終の目的は、機会を得てオホーツク海を渡り日本へ逃げ帰ることであった。

文化六年五月、かれらは、番人の眼をぬすんで同商会をのがれ出ることに成功した。夜を日についで歩きつづけ、オホーツクから数十里へだたったオリヤという村落の人目にたたぬ場所に身をひそめた。

当然のことながら、かれらは激しい飢えに悩まされた。数時間歩けば人家はあるが、その附近に近寄ると捕えられるおそれがあり脱出した甲斐はなくなる。

かれらは、草や昆虫を口にし、稀に小動物をとらえて飢えとたたかいつづけた。

　空気の冷えが増した。草木は枯れ昆虫の姿も絶えて、かれらは餓死の不安におびえた。そうした或る日、かれらは、近くを流れる川が一面に泡立っているのに気づいた。岸に走り寄ってみると、それは産卵のため川をひしめき合いながらさかのぼってきた鮭の大群だった。かれらは、歓声をあげて浅瀬に駈けこむと、必死になって鮭をとらえた。

たちまち川岸には、鮭が山積みにされた。

かれらは、生のままの鮭にかぶりついた。久しぶりの満腹感と無事に越冬できる喜びに、かれらは抱き合って泣いた。

　雪が、連日降るようになった。

かれらは、鮭と鱒を雪中に埋めて保存し少しずつ食べながら日々を送った。

　しかし、十一月の末、雪の中を一台のソリが近づいてきて、五郎治と左兵衛は手荒く捕えられた。雪の上に印された五郎治たちの足跡を発見した猟師たちが、役人に告げたのだ。五郎治たちをとらえた役人は、雪中の鮭、鱒の量に一驚した。鮭千五百本、鱒五百本というおびただしい貯蔵量だった。

　七ヵ月ぶりに五郎治たちは再びオホーツクに連れもどされ、海産物商会に押しこめられた。が、大量の鮭と鱒を入手できたことを喜んだ商会は、その代償として五郎治たちに衣服と靴をあたえた。

飢えをまぬがれることはできたが、商会で軟禁される生活は堪えがたかった。オリヤでの、苦しくはあったが自由な生活がしきりに思われた。帰国のあてもない身であるならば、再び死を賭けて脱出したいと思った。

文化七年五月、エトロフ島で捕えられてから二ヵ年の歳月が流れた。

かれらは、その頃ロシヤ人のミテレという漁夫を知った。ミテレは金銭契約にしばられて使役に従事させられていて、しきりに逃亡をねらっていた。

五郎治と左兵衛はミテレと組み、三人でひそかに脱出計画を練った。

五郎治たちは、商会に対しアザラシ漁をしたいと申し出た。短期間に鮭千五百本、鱒五百本を漁した五郎治たちの実績に感嘆していた商会側は、ロシヤ人のミテレも同行するので逃亡のおそれはないと判断し、小船に漁具を入れて貸してくれた。

策略がうまく成功したことを喜んだ五郎治は、左兵衛、ミテレとともにオホーツクを出港、まずオリヤにおもむいた。さらに二百里南方の僻地に腰を落ちつけ、身をひそませて魚をとらえ飢えをしのいだ。

やがて、おそるべき厳寒の季節が到来した。川は凍てついて魚を得ることはできず、口にする草も木の実も絶えた。

飢えに堪えきれなくなったかれらは、不本意ではあったが、近くを歩きまわっている猟師の群に助けを求め、わずかな食物を分けてもらうようになった。

かれらは、飢えた乞食と同然であった。薄い衣服を身にまとい、猟師の投げあたえる食物をむさぼり食った。そうした生活の中で、左兵衛は、腐った鯨肉を食べて中毒を起し死亡した。

とらわれの身として二年八ヵ月共に過してきた左兵衛の死は、五郎治に大きな打撃をあたえ、痩せさらばえた左兵衛の遺体を長い間抱きつづけていた。

左兵衛についで、ロシヤ人ミテレも死んだ。雪中で眠っているうちに、凍死してしまったのである。

五郎治は、孤独の身となった。

やがて翌文化八年春になると、猟師たちは猟期も終えて一人残らず去っていった。

食糧供給源を失った五郎治は、やむなく土着民の家におもむいて食料を請うた。

「お前は、何国人だ」

と、土着民は、五郎治の風貌を見まわしながら言った。

「満州国人です」

「その証拠は？」

土着民が、疑わしそうな眼でたずねた。

五郎治は困惑したが、ふと思いついて肌身はなさず持っていた金毘羅の木像を取り出し、

「これは、満州国王の像です。船のお守りとして国王からじきじきに賜ったものです」

と、答えた。

土着民は、深くうなずき、満州から迎えの者がくるまで世話をしてやると約束してくれた。

五郎治は、好意を謝してその家に身を寄せながらも、ひそかに海を渡り樺太へ行く機会をうかがっていた。

しかし、五月中旬、五郎治は、再びロシヤの役人三名にとらえられた。その地を去った猟師たちが、役人に五郎治のことを不審者として注進したためであった。

五郎治は、役人に引き立てられて四十里はなれたオッコイという町に舟で送られ、それから十三人の役人の監視を受け、四十日間を要して九月末ヤコウツカに到着し監禁された。

やがて、十二月に入ってからイルコウツカの総督から召喚命令を受け、十八日間の旅の後に文化九年一月イルコウツカにおもむいた。

イルコウツカは戸数千四百の町で、そこで仙台の若宮丸の船夫をはじめ六人の抑留日本人と会い、その中の一人である善六という男の家に起居することになった。

待遇は、今までとは比べものにならぬほどよかったが、五郎治は、善六という男に反感

をいだいた。

善六は、ロシヤ人の気風に染まっていてキリスト教の信者にもなっていて、しきりに日本国内の状況を口にしてはロシヤの役人にとり入っている。そのうちに、五郎治がオホーツクで倉から盗み出し焼却したものと同様の日本国地図がまわってきたが、善六は、その地図を役人にしめして各地の地形、防備などを詳細に説明したりしていた。

その時から五郎治は、善六と口をきくこともしなくなった。

三

文化九年二月、五郎治に吉報が舞いこんだ。日本へ送還するという通達が寄せられたのである。

この突然のロシヤ政府の処置の背景には、ロシヤの海軍少佐ゴロヴニン幽囚事件がひそんでいた。

ゴロヴニンは、文化八年ディアナ号艦長として南千島、間宮海峡の沿岸測量を目的にクナシリ島に上陸したが、その折六人の部下とともに幕吏にとらえられた。

ディアナ号副長リコルドは、ゴロヴニンを救出するため五郎治たち日本人抑留者と交換することを思いついたのである。

旅立ちの準備もととのって、副長リコルドは五郎治をともないイルコウツカを出発、ヤコウツカへと向った。

その途中、五郎治の後半生にとって記念すべきことが起った。

一行は、雪におおわれた村落に入ると、或る商家に一夜の宿をとった。

五郎治は、その家に多くのロシヤの書籍があるのに気づいて書物を繰っているうちに、一冊の書物に関心をいだいた。それは医学書であったが、固苦しいものではなく、旅の無聊をまぎらわすのに恰好なものに思えた。

五郎治は、果しない雪中を行くソリの旅に退屈していたので、この本を頂戴できぬかと商家の主人に頼みゆずってもらった。

翌朝、一行はその村落を出立し、五郎治は、おぼつかない読解力ではあったが、そのオスペンネエケニガという天然痘の予防法を記した書物を読みふけった。

寛政十年（一七九八年）、ジェンナーが種痘法を発見してわずか十四年後のことで、むろん種痘法は日本に伝来していなかった。天然痘は日本の諸地方に周期的に流行し、その惨害は目をおおうものがあった。予防法は一切なく、人々は、ただ神仏に祈り怪しげな呪術にたよってそのいまわしい疾病からのがれることを願うだけだった。

種痘術という天然痘予防法のあることを知った五郎治は、ヤコウツカに着くと、その治療を実地に見たいと思った。そして、特に懇願して医師の後についてまわり、痘苗を植えつける様子を見学した。

ヤコウツカで七日間滞在した後、一行は同地を出発、オホーツクに到着した。

オホーツク滞在は三ヵ月近い期間で、この地でも五郎治は医者の種痘法を見てまわった。

オホーツクには、前年にカムチャツカ半島へ漂流して捕えられた摂州の欣喜丸水主の与茂吉以下七人が交換人質として連れてこられていた。そのうちの一人は病人なので、日本へ送還されずオホーツクにとどめられることになった。

六月二十四日、五郎治たち七人をのせたロシヤ船セノア号は、オホーツクを出帆、十日後にはクナシリ島の泊に入港した。

船長リコルドは、五郎治ら七名とゴロヴニン以下七名とを交換したき旨の書簡をしたため、与茂吉を上陸させて幕府からの返事を得ようとした。

五郎治たちは、祖国を目前に釈放されることを切にねがったが、その政治的交換が日本側に不利になることもおそれた。そのため五郎治は、幕府の役人に対して、全員一致した意見による一通の書状を提出することになった。

> 去年御召捕被レ遊たる者共の生死在所並に御返し被レ下候哉、否哉、此者聞き取ることを乞ふ。然れども御取計によるべし。強て我々へ御不便を懸られ御大事を誤り被レ遊間敷奉二願上一候。

この書面でもあきらかなように、五郎治たちは自分たちが釈放されることよりも、祖国の利益第一にと願ったのである。そして、自分たちのために不利な交換がおこなわれるおそれがあると察した折には、全員船上から身を投じて死のうとたがいに誓い合った。

五郎治は、釈放されることはあるまいと判断し、幾分でも国のためになりたいとねがって、六年間ロシヤ各地で見聞した概況を記したものをひそかに与茂吉に託した。

与茂吉はそれらの書面をもって上陸していったが、幕府の役人の返事はなく与茂吉も帰船してこない。苛立ったリコルドは、返答をうながすため清五郎という水主を上陸させたがそれも効果はなく、やむなく第三の使者として五郎治を派した。かれを迎えた役人は、交換希望書を受諾することはできないと告げ、またゴロヴニン等はすでに殺してしまったと告げた。

五郎治は、その強硬な返答に自分たちの生命も終りだと覚悟して、帰船し、その旨をリコルドに報告した。

リコルドは、顔色を変えたが、意外にも五郎治ら七名の釈放を許可した。それは、日露関係がこれ以上悪化することをおそれたためであった。（役人はゴロヴニンを殺害したと言ったが、実際は生存していて後に釈放され帰国を許されている。）

五郎治たちは、喜んで上陸したが、たとえ捕われたとはいえ国外におもむいたことは国禁に反する行為であるので牢に押しこまれ、さらに松前を経て江戸に押送され取調べを受けた。そして、翌十年再び松前に送り還されたが、他国へ出ることはかたく禁じられた。

五郎治は妻帯し、松前の小役人となって平穏な生活を送るようになった。

文政七年、松前地方一帯に天然痘が大流行した。五郎治は、ロシヤ抑留中に見聞した種痘法によって人命を救おうと決意したが、異国の治療法を妖術と恐れて種痘に応ずる者がない。

かれは、熱心にその治療法がすぐれたもので、ただ種痘後入浴を避ければよいだけだと説いてまわった。その結果、田中イクという十一歳の少女に種痘をしたのを手初めに、つぎつぎに多くの人々に痘苗を植えていった。

痘苗は、天然痘患者の膿を牛に植えて牛痘を発病させ、それから得たものであった。人間の腕に小さな刀の先端で傷を作り、その部分から血の出るのを確認した後、水で溶かした痘苗を塗りつける。

種痘を受けた者たちは、いずれも天然痘にかかることがなかったので、五郎治の治療法の評判は徐々にひろがっていった。天保六年、天保十三年等の天然痘流行時に、かれは牛痘を多くの人々に植えた。

五郎治の種痘術は、日本で初めておこなわれたものであった。

シーボルトは、その頃長崎で種痘をこころみて失敗していたし、それから十五年後の天保十年にはオランダ商館医のリシュールが牛痘苗を長崎にもってきて接種したが、これも失敗に終った。

洋医学の導入口であった長崎で種痘に成功したのは、嘉永二年七月である。オランダ医モーニッケに依頼してバタビヤから移入した天然痘の痘痂《かさぶた》を佐賀藩医楢林宗建の子息建三郎に接種し、それ以後福井町医笠原良策《かさはらりょうさく》らの努力によって全国的にひろがっていった。

しかし、五郎治は、それよりも二十五年も前に北海道の松前で多くの者たちへの接種に成功していたのである。

五郎治の種痘法は、専門の医家の注目を浴び、松前藩医桜井小膳、医家高木啓策、白鳥雄蔵につたえられた。が、その種痘法は松前の一部地域にかぎられ、わずかに白鳥雄蔵によって秋田に導入されたにすぎなかった。

折角の種痘法が、そのような限られた地域にしか実施されなかったのは、多分に五郎治の種痘法に対する態度が作用していたからであった。

かれの前半生は、貧窮に明け暮れた。さらに四十歳の折から六年近くシベリヤで困苦に絶した抑留生活を余儀なくされ、その間にかれが得たものといえば種痘法のみであった。五郎治は五十七歳の折、初めて種痘をおこなってから徐々に卑俗な考えをもつようになっていた。種痘をほどこすことによって、生活の資を得ようとはかったのである。

桜井小膳、高木啓策、白鳥雄蔵に種痘術を教えることは、自分の秘術をさらけ出すことになる。五郎治は、その医術を自分のみの可能なものとして独占しようとつとめたのである。わずかに桜井らが種痘術の内容を知ったのは、患者たちの言葉から察知したもので、五郎治から伝習されたものではなかった。

白鳥雄蔵は、モーニッケ系の種痘法を多くの地方にひろめることに貢献した福井藩医笠原良策のもとにおもむいた時、そうした五郎治の態度をきびしく非難している。

五郎治は、金銭を代償に白鳥に種痘法を教えてはくれたが、肝腎の痘苗をわけてくれなかった。

「この痘苗は、私の生活のための大事な資だ。たとえどのような多額の金を積まれようともお譲りすることはできぬ。もし私が年老いて身を動かすこともできなくなったら、その折は譲ってもよい」

と、五郎治は言ったという。

五郎治は、一介の小役人で、医家としての高邁な自覚はなかったのである。かれがシベリヤ抑留中に入手した種痘法の医学書は、ロシヤ船から釈放されてクナシリ島に上陸した折、幕府の役人に没収された。

この書は、オランダ語の天才的な通詞であった馬場佐十郎の手に渡された。佐十郎は、ロシヤ語には不案内だったが、幽囚の身をかこっていたゴロヴニンについてロシヤ語を学び、七年後には訳業に成功した。それは「遁花秘訣」と名づけられ、さらに三十年後には医家の利光仙庵によって「魯西亜牛痘全書」と題して刊行され、多くの医家たちの貴重な参考書となった。

五郎治は、体も頑健で長命だった。死去したのは嘉永元年九月二十六日で、八十歳の高齢であった。死因は、あやまって川に落ち溺死したといわれている。

長崎で種痘が成功したのはその翌年であり、翌々年には秋田に種痘法をつたえた白鳥雄蔵も死去している。

大正七年、中川五郎治は、日本に初の種痘法を導入した功を認められ、北海道庁から拓殖功労者として表彰を受けた。また大正十三年二月十一日には、従五位を贈られた。

中川五郎治の墓の所在は、今もってあきらかにされていない。

笠原良策

一

嘉永二年十一月十九日、寒気のきびしい京都から大津方面に向う奇妙な旅人の一団があった。
男五人、女四人計九名が四人の小児を背負い、あわただしく街道を東へと急いでゆく。遠くの山並は雪におおわれ、道の両側の田畠も白々と粉をふいたように凍てついていた。日本をめぐる国際情勢は、年を追うごとに緊迫の度を増してきていた。九年前の天保十一年にはじまった阿片戦争も二年後には清国の惨敗に終り、香港がイギリスに割譲されるなどアジアの大国である清国も、イギリスの半植民地的位置に引きずり下されていた。欧米列強の圧迫は日本にも重々しくのしかかり、フランス、イギリス、アメリカの軍艦は、それぞれ琉球、長崎、浦賀に来航して国交を強要し、幕府はこれに対して沿岸警備を強化するように命じていた。

しかし、近代的な武器をもつ欧米列強の前には日本の防備力はほとんど無にひとしく、急速にたかまってきた攘夷論もむなしい声にすぎなかった。

国内の人心は、そうした危機を敏感に察して動揺していたが、京都を出立した旅人の群にはそうしたものとは異質の緊迫感がかぎとれた。

ことにその一行の指導者らしい壮年の男の眼には、尋常でない気迫が鋭い光となってうかんでいた。それは笠原良策《かさはらりょうさく》という四十歳の福井の町医で、一行をはげまし、女たちのかたわらにつきそっていたわるように歩いていた。

その旅は笠原良策が企てたもので、四名の小児を伴い遠く福井までたどりつくことがかれの目的のすべてであった。

良策と同行しているのは四児の両親たちで、雪の深い山を越えなければならぬ小児たちの長旅を案じて随伴してきていた。それら四名の小児は、多くの人命を救う貴重な医学的意義をもっていたのだ。

二

笠原良策は、文化六年福井に生れ、名を良、字を子馬、後に白翁と号した。医学を修め、すぐれた医家として広く知られていた。

当時すでに蘭医学は日本に移入されていたが、北陸地方はその恩恵からも遠く、笠原良策も専ら従来の漢方医学の修得につとめていた。

しかし、やがて良策も西洋医学に大きく眼をひらくようになった。二十七歳の折、かれは北陸の山中温泉におもむいたが、同じ宿にたまたま大武了玄という医家が投宿していて、医学について意見を交す機会を得た。

了玄は、良策にしきりに西洋医学の秀れたことを説き、将来の医学は西洋医学が主流になるだろうと予言した。

良策は、了玄の言に強く魅せられた。異国からさまざまな新知識が日本に流れこんできていることは、かれも薄々ながらきき知っていたが、西洋医学が漢方よりすぐれていると主張する了玄の言葉に、良策ははげしく動揺したのだ。

良策は、福井に帰ると、すぐに半井元冲、大岩主一、山本宗平ら医家とかたらって西洋医学書をあさり、それを参考にして実際の治療に応用したりした。

良策の西洋医学に対する関心は年を追うごとにたかまり、三十一歳の折には京都に上って蘭医家日野鼎哉《ていさい》の門に入り、さらに小石元瑞、新宮涼庭にも学んで研鑽をかさね、福井に帰ると積極的に西洋医学をひろめることにつとめた。

研究熱心な良策はそれにも飽き足らず、三十六歳の折、再び京都に上って恩師日野鼎哉のもとにおもむき、一層蘭医学の修得につとめた。

或る日、鼎哉は、良策に「引痘新法全書」という一書を手渡した。それは邱浩川という中国の医家がヨーロッパからつたわった種痘法を熱心に研究し、さらに臨床にも応用して著した「引痘略」という種痘書の日本語訳であった。人命を容赦なくうばう天然痘は、イギリスの外科医ジェンナーの開発した種痘法によって完全に予防することができていて、その治療法もすでに中国にはつたわっていたのである。

良策は、この「引痘新法全書」を読んで大きな感動をおぼえた。

福井藩内でもほとんど毎年天然痘が流行して多数の人々が死亡し、幸い死をまぬがれても顔には醜いあばたが残って人々を終生嘆き悲しませている。

治療法もこれといってなく、享保十六年には藩から、牛糞の黒焼きにした粉を飲むべし……などという通達が出たが、これはむろん医学的根拠も全くない滑稽なものにすぎなかった。人々は、ただ天然痘からのがれるために、ひたすら神仏に祈るだけであった。

前年にも藩内には天然痘が大流行し、死亡する者たちの棺は藩内の路上を絶えることなくつづき、人々は、その棺が通ると家の中にとびこみ、おびえきった眼で物陰から見送る。死者は、正常の風習である土葬にはされずに、人里はなれた場所で一体残らず火葬に付され遺棄されていた。

福井の町には、

親がメッチャなら子もメッチャ
親がメッチャ子メッチャ

というはやり歌までうたわれた。メッチャとは天然痘のアバタ面のことで、強烈な感染力で一家が罹病した家族のことをさげすんだ歌であった。

そうした悲惨な情景を眼にしてきた良策にとって、天然痘に卓効のある種痘法の存在は、かれを狂喜させるのに充分だった。

かれは、師の鼎哉に、種痘法の現状についてさらに詳しいことを教えて欲しいと請うた。

その結果、良策は、日本にも実際に種痘法がわずかながらも移入されていることを知った。

すでに四十年も前の享和三年、長崎の天才通詞馬場佐十郎は、オランダ商館長ヅーフから初めて種痘法の話をきいていた。

それは、馬場の口から長崎の一部の医家に伝えられかなりの反響を呼んだが、それを実行に移す手がかりもなく、積極的にその研究に打ちこむ者もなかった。

しかし、それから五年後の文化五年、種痘法移入の上で画期的な事件が起きた。

その年、エトロフ島の番人小頭中川《なかがわ》五郎治《ごろうじ》という者が、島にやってきたロシヤ船にとらえられて五年の間ロシヤで抑留生活を強いられた。が、その間五郎治は、種痘法をロシヤ人から学び、日本へ帰された折にはロシヤ語の種痘書も持ち帰った。その書は、後に長崎の通詞馬場佐十郎によって翻訳され、「遁花秘訣」として出版されたりした。

帰国した五郎治は、その予防法を実際に試みようとくわだて、松前地方に住む多くの者に種痘をしたが、うまく紅点の現われた者は天然痘にかかることもなく、その効果が立証されて大きな反響をよんだ。

しかし、五郎治は、他の医家に種痘法を教える機会もなく死亡し、折角の種痘法も他に伝えられずに終ってしまった。

そのころ長崎では、シーボルトが種痘を試み、またオランダ商館の医師リシュールがそれぞれ痘苗を西洋から移入して接種したが、いずれも苗が古くなっていたためか接種のしるしは現われず不成功に終っていた。

つまり種痘法のひろまるきざしは十分あったのだが、それは依然として一般化するまでには至っていなかったのである。

笠原良策の後半生は、「引痘新法全書」を読み、鼎哉から日本の種痘の現状をきいた時から定まった。かれは、自分の全生涯をかけて種痘をひろめ、多くの人々の生命を救おうと決意した。

さらに良策は、師の鼎哉が、すでに種痘法を世にひろめるため積極的に動いていることを知って興奮した。

鼎哉は、良策の熱っぽく光る眼をみつめながら言った。

「実は、先年長崎に行った折、中国人とオランダ人から初めて種痘法のことについてその概略をきき、これはぜひ研究してみたいと思い、それに関する書籍も読んだ。その結果、私はそれを実際にやってみたいと決心したのだが、肝心の接種すべき痘苗の入手ができず、その折はやむなく京都へ帰ってきた」

鼎哉の眼には、種痘法に対するはげしい熱意がうかんでいた。

「しかし、私は諦めなかった。その後、養子の桂州が長崎へ行くことになった折、必ず痘苗を入手する手がかりをつかんでくるように申し渡した。桂州は、長崎で四方八方手をつくして痘苗を得ようと奔走したが、結局は徒労に終ってしまった。西洋から痘苗を入手することは決して不可能ではないのだが、西洋ははるかな遠い所だ。西洋から船に載せてもらうことができたとしても、航海の途中で痘苗が風化し日本にとどいた頃には接種しても効力のないものになってしまっている。できれば距離の近い中国から取りよせたいのだが、中国から輸入することは国法で禁じられているのでそれもできないのだ」

鼎哉は、苛立ったように口をつぐんだ。その顔には、深い失望の色があった。

良策は、師の顔を凝視した。

師の説明によれば、種痘を実施するのは中国から痘苗を送ってもらう以外にはないらしいが、そこに国禁という厚い壁が立ちはだかっている。かれの胸には、しきりに天然痘で死亡した者の棺が路をつらなって行く情景が浮んできた。

諦めてはいけない、と、かれは思った。たとえ国禁という障害はあっても、人命を救うためには、その壁をのりこえる方法は必ずあるはずだ。

かれは、ふと福井藩に中国から痘苗取寄せ方を嘆願してみようか、と思った。藩主松平春嶽は、洋学の流入にも理解をもち、視野のひろい名君として知られている。たとえ国禁ではあっても、春嶽侯は、人命を救うことを第一義に考えてくれるにちがいない。

良策が、そのことを口にすると、鼎哉も喜んで同意し、二人で協力してただちにその痘苗取寄せ方法と貯蔵法などについて研究をはじめた。

良策は、緻密な頭脳をもった人物で、師とはかって同門の桐山元中の助力を得、痘苗貯蔵器をつくり、長崎の通詞潁川四郎八に中国から痘苗の取寄せ方を依頼した。そして準備を十分ととのえた上、福井にかえると、翌弘化三年五月に、藩に対し痘苗を取寄せたき旨の嘆願書を提出した。

それはかなりの長文で、疫病中最も死者の多いのは疱瘡（天然痘）で、しかもそれは年を追うごとに激増の一途をたどっているという天然痘の悲惨な状況説明からはじまり、

「然るに近世西洋において、此病を免れ候良法発明に相成申候」

と述べ、その実際方法として、その痘苗を小児の腕に六、七粒又は十四粒植えると、四日目から紅色の見点がみえ、膿が出てそれがカサブタとなるが苦痛はなく、

「誠に平易の療法に御座候」

と述べている。

そして、一度この種痘をしておくと生涯天然痘にかからないことは、数万の例からみても確実で、わずか五十年間に、

「（世界各国の）五大州中大方伝播に相成候旨、西洋医書中歴々明白に御座候」

と説き、数百万人の生命を救うためには中国から痘苗を得なければならぬと強い語調で嘆願した。

さらにその結びとして、痘苗を中国から得ることはひとかたならぬ大事業で、費用もかなりの額になると推定されるが、

「其費用は私方にて不ㇾ残差出可ㇾ申候間、願の通り御周旋の程伏而奉㆓願上㆒候」

と、良策自身が全額負担の意のあることをしめして結んでいた。

またこの嘆願書に付して、良策は、さらにその効能や療法の実施されている範囲などをくわしく述べた書面や、中国の広東省へおくる漢文の注文書、運搬する折の容器の模型絵まで提出した。

良策は、必ずこの事業を成しとげたいと念じてこのような周到な準備をし、しかもかれは私財を投げうつ覚悟であったのだ。

しかし、そうした入念な説明を添えた嘆願書も、藩の役人には到底理解しがたいものであった。天然痘を恐れていたかれらは、その戦慄すべき疫病の病原をわざわざ輸入し、しかもそれを人間に植えつけるなどということはむしろ忌わしいものとしてしか思えなかったのだ。

良策は、藩の許可がいつまで待っても下りぬことに苛立った。お伺いを立ててみても、役人たちは困惑したように言を左右にするだけで、いっこうに要領を得ない。かれらは、良策の出願を手許にとめ置いたままで、上司へ報告しなかったのである。

その間にも歳月はむなしく流れ、一年がたち二年がたった。天然痘は依然としてその勢いを弱めず、多くの死者が続々と火葬にふされ、山野に灰となって朽ちていった。

焦慮した良策は、嘆願書を出してから二年半経過した嘉永元年十二月三日、痘苗取寄せ方について第二回目の嘆願書を提出した。それを受理してもらうために、まず藩医半井元冲を必死に説き、

「私には、なんの私意もございませぬ。ただいたずらに死んでゆく者たちを救いたいのでございます」

と、畳に額をこすりつけて懇願した。

オランダ医学に関心をもっていた半井は、良策の熱意と理にかなった説明に深く同意するものがあったらしく、江戸におもむいた折御側用人中根雪江に進言した。進歩的な考えをもつ中根も、半井元冲の言をいれて、すぐに藩主松平春嶽に言上した。

春嶽は、英邁な藩主らしくただちにこれを採用し、藩の名で正式に幕府に痘苗の輸入について申請させた。

これを受けた幕府の老中阿部伊勢守正弘は、奇妙な出願内容に失笑したが、それが人命を救うものであるということから、たとえ国禁ではあっても輸入させるべきだと判断して許可をあたえた。そして、長崎奉行大屋遠江守明啓に対し、中国より痘苗を輸入して福井藩に与えよと命じた。

良策はようやく望みがかなえられたことに大きな喜びをおぼえ、師の日野鼎哉にその旨

を知らせると、鼎哉も狂喜した。

そのうちに半井元冲と家老中根雪江から、良策宛に、

「ただいたずらに待っているだけでは、入手はいつになるかわからぬ。それよりも直接長崎へ行ってみたら如何」

という書簡が相ついで来た。

たまたまその年の六月に、佐賀藩の鍋島直正から注文されていた痘苗が長崎に到着し、三名の小児に接種したところ、一名の小児に紅点が発して大評判になっているという報せが日野鼎哉から伝えられた。これは、長崎のオランダ商館の医者であるモーニッケが、佐賀藩医楢林宗建の依頼を受けてバタビヤから取り寄せたもので、宗建の子建三郎にその年の七月十三日に接種成功したものであった。

良策は、その報に躍り上った。長崎に行けば、その小児から多くの痘苗が生み出されているだろうし、それを分けてもらえば長年の願いが達せられる。

良策は、ただちに藩の許可を得ると、嘉永二年九月三十日に福井を立って長崎へ出発した。

その折良策は、

たとへわれ

命死ぬとも
死ましき
人はし（死）なさぬ道ひらきせむ

という歌をのこしたが、良策は、死を賭しても痘苗を入手しようという悲壮な覚悟で出発したのである。

良策は、福井出発後六日目の十月五日に京都の鼎哉のもとに立ち寄ったが、そこには思いがけぬ朗報が良策を待ちかまえていた。

鼎哉のもとには、すでにモーニッケが輸入して接種に成功した天然痘のカサブタが、長崎から送られてきていた。それは、鼎哉と親しい長崎の唐通詞穎川四郎八が自分の孫に痘苗を接種して出来た八粒のカサブタで、良策が福井を出発する前に鼎哉の家に送りとどけられていたのだ。

良策は、長崎へ行く必要はなくなり、すでに接種をはじめていた鼎哉と協力して、そのカサブタから痘苗を得ることに全力を傾注することになった。

鼎哉は、養子の桂州と門人の桐山元中の協力を得て良策が到着する以前にそのカサブタを七名の孫に植えつけていたが、それらの小児の腕には紅点があらわれず、不成功に終っていた。鼎哉たちの失望は大きかった。

最後の望みは、残る一粒のカサブタだけとなったが、それは形も悪く効力もなさそうなものであった。

しかし、鼎哉たちは、門人の桐山元中の子である三歳の万次郎にそれを接種した。かれらは、万次郎の腕を凝視しつづけた。が、三日目になっても腕の皮膚に異常はみられず傷口もなおってしまい、再び発痘に失敗したことがあきらかになった。かれらは、悲嘆に沈んだ。

ところが、その夜、未練げに万次郎の腕をまくってみると、淡い小さな紅点が生じていた。鼎哉たちは、半ば疑いながらも接種後七日目にその漿液をとって、鼎哉の孫である三歳の朔太郎と桐山元中の姪である八歳の小児に接種したところ、それも紅点を発した。それは接種後七日目の十月六日で、良策が鼎哉の家に到着した日であった。

鼎哉たちにとって、種痘に豊かな知識をもつ良策がやってきたことは大きな喜びで、鼎哉たちは紅点を発した小児の腕を良策にみせた。

良策の顔は曇った。たしかに紅点はみられるが、それは弱々しく本格的な発痘とは程遠い。

しかし良策は、鼎哉たちとその夜さらに十六歳の女子に接種した。かれらは期待と不安のうちに日を送ったが、遂に本格的な痘苗を得たことを知った。

良策は、鼎哉やその門人たちと体を抱き合い感涙にむせんで狂喜した。

良策は、そのまま京都にとどまり、鼎哉の協力を得て痘苗をふやすことにつとめた。幕府の許可を得たのは福井藩であり、京都はその中継地で、真の目的地は福井であった。そのためには、出来るだけ京都で多くの痘苗の種をたくわえておく必要があったのだ。

良策は、痘苗をふやすことに専心していたが、その年の十一月一日、良策らが痘苗を得たことを知った大阪の緒方洪庵が、日野葛民とともに痘苗を分けてもらおうと、小児一名を連れて良策をたずねてきた。

良策は、洪庵の医家としての意もわかりすぎるほどわかったが、痘苗を送る目的地は福井藩で、それ以前に分け与えることは国法にも反するので、一応拒絶しなければならなかった。

しかし、洪庵を気の毒に思った良策は、五日後に鼎哉とともに大阪へおもむき、良策が主となって分苗式をおごそかにおこなった。

その折良策は、この分苗は、福井藩へ送る痘苗を絶やさぬための処置であるという趣旨の一札を入れ、後日に難がふりかからぬよう配慮することも忘れなかった。

その年の十一月十三日までに良策は、京都で百五十人に種痘をおこない、好成績をおさめたので、急ぎ福井へ帰ることになった。

しかし福井までは、山越えをしなければならぬので季節の良い頃でもかなり日数がかかる。その上すでに雪が来ていて、ことに山岳地帯の積雪は深く、幾日かかるか予想もつかない。

その上カサブタを送ってこれから得た痘苗を植えるという方法は成功率もきわめて少いので、種々思案した結果、種痘した小児を連れて行くことになった。

しかし、せっかく種痘した小児の紅点も七日目には消えてしまうので、途中で他の児童に植えついでゆかねばならない。

良策は、綿密な計画を立て、まず福井にいる妻に、二名の小児を雇い入れさせて京都へ呼んだ。また府中（現在の福井県武生《たけふ》市）の医家斎藤策順、生駒耕雲、渡辺静庵に対し、道の途中にある今庄まで二歳の幼児を三名雇い入れて待機していてくれるように依頼した。

用意はすべて整ったので、良策は、京都で雇い入れた幼児二名（一児の父親は善兵衛）にそれぞれ種痘をし、四日目に紅点が発したのを見とどけ、福井からの二児とともに、それらの両親八名をともない、嘉永二年十一月十九日に京都をあわただしく出発したのである。

三

一行は大津を通りすぎ、瀬田川を渡った。

左方に琵琶湖がみえたが、湖の上を渡る風は冷く、幼児たちは両親の背で泣きむずかった。

その日は、草津に一泊、翌朝早く宿を出ると北へ向った。

京都で種痘をした二児の腕に現われた紅点は、十分についていたが、痒《かゆ》がって泣きぐずる。良策は、幼児をなだめながら道を急がせたが、福井から連れてきた二児の両親柿屋惣助夫婦と赤坂夫婦は、おびえたように黙りこんでいる。かれら両親にしてみれば、恐ろしい天然痘の菌をやがて自分たちの子供に植えられることを思うと、平静でいられなかったのである。

良策は、その二組の夫婦に藩主松平春嶽侯の御許可を得ていること、京都では百五十名に種痘をしたこと、さらに一度種痘すれば一生天然痘からのがれることをくり返し話した。柿屋、赤坂両夫婦はその度にうなずくのだが、その顔には、良策の請いを入れて京都から福井までの旅に加わったことを後悔している色が露骨にうかび出ていた。

四児を擁した十三名の一行は、その日も翌日も、琵琶湖畔沿いに北へ北へと急ぎ、京都出立後四日目の十一月二十二日には米原を過ぎ、天野川のほとりに達した。丁度そこで京都の二児が種痘後七日目になったので、その漿液を福井の二児に接種しなければならなかった。

そこで天野川のほとりで福井の二児に接種しようとしたが、その両親は不安を露骨にしめし、また二人の幼児もおびえて思うように接種できない。良策は、それら夫婦をなだめすかして漸く種痘を終え、京都からの一児とその両親は用もなくなったので、そこから帰した。

十名となった一行は、さらに北へと急ぎ、その夜は木之本宿の堺屋に宿をとった。そのあたりまでくるとすでに雪が舞い、さらに宿の者たちの話によると良策たちの越えねばならぬ柳瀬、栃ノ木の山間部は稀にみる大雪だという。

良策は、その話にすっかり気分も沈んだが、せっかく種つぎをして連れてきた二児を福井まで連れて行かねば、自分の長年の悲願もついえてしまう。

かれは、すでに死を覚悟していた。自分の生命が失われても、種痘した二児は福井へ送りとどける決意をかためた。

翌二十三日、良策は、同行の者たちに冬仕度をととのえさせると、朝早く宿を発した。

道は進むにつれて傾斜は急になり、雪は深くなった。柳瀬に達した頃には積雪四尺（一・三メートル強）に達し、さらに横なぐりに雪が叩きつけてくる。左下方の渓流も雪煙に包まれ、道も定かではない。背負われた幼児は泣きわめき、大人たちは背を丸め肩をあえがせて雪をふみ分けてのぼりつづけた。

午後に入って、栃ノ木峠に達した。

雪は六尺（一・八メートル強）の深さで、その上、猛吹雪となった。視界は全くとざされ、顔には痛いように雪がたたきつけてきて眼もあけられない。八人の男女は、子供を背負い胸まで達する雪の中を泳ぐようにして進んでゆく。はげしい疲労と寒気で雪の中で突っ伏す者も多く、その度に良策は声をからして抱き上げた。

やがて、日没がやってきた。

一行は、闇の中を吹雪につつまれ手さぐりで進んだ。が、道に踏み迷ったらしく、進むこともできなくなった。雪に埋れたまま身を横たえる者もいて、良策の意識もかすんだ。死の危険がせまった。その時、一行の安否を気づかった虎杖（現在の板取）の村落の者が、松明をかざして迎えにやってきた。

良策たちは死の寸前で救出され、その夜午後八時頃に雪まみれになってようやく虎杖にたどりついた。幼児の顔は蒼白で、良策をはじめ同行の男女も激しい疲労で家の土間に倒れこんだ。

しかし、良策の旅に休息はなかった。良策は一夜をそこで過すと、翌朝、一行をはげまして虎杖を出立し再び雪道を急いで、その日のうちに今庄に達した。

路上には、あらかじめ依頼してあった通り府中（武生）の斎藤策順、生駒耕雲、渡辺静庵の三医家が三人の幼児を連れて待機していた。良策は、それら三医家を指導して京都の小児から得ていた漿液をその一人に接種し、その日は、府中まで歩いて投宿した。

良策一行が福井にたどりついたのは、翌十一月二十五日、京都を発してから七日目のことであった。

四

良策の長年いだきつづけていた願いはかない、あらかじめ買入れておいた隣家の久世悌右衛門宅を仮種痘所として早速種痘を開始した。

しかし、良策の施療行為は、たちまち悪意のこもった非難に包まれた。人々は、種痘術をいまわしい妖術として理解せず、良策に嫉妬を感じていた多くの医師は、むしろ百害のある悪療法だと人々をあおった。

また藩の役人も、幕府で公けに許したものではない外来の医術を公許することをためらい、唯一の頼りとしていた藩医半井元冲も江戸にあって、良策は全く孤立してしまった。種痘所はひらいたが協力してくれる医師は三崎玉雲という医家が一人いるだけで、良策は、ただひたすら種痘術が良法であることを庶民に訴え、藩の役人に書面で説得しつづけた。

その間にも天然痘の流行は益〻はげしくなり、遂に良策は、憤りを抑えることができず、その年の暮十二月二十九日に家老狛帯刀、御目附長谷部甚平、藩吏秋田三郎兵衛に対し、「直言一条禁㆓他見㆒」という激烈な口上書をたたきつけた。すでにかれは、自分の身も家も危くすることに些かのためらいもなかった。

その口上書の最後には、

「私は、長年自分の仕事を投げうち、家産も投じて必死の覚悟でこの種痘法に努力して参りました。それは、年が明ければ多くの嬰児が天然痘で死ぬことがあきらかで、見るに忍びがたいからです。この上は、もはや藩などのお世話にはなりませぬ。必ず自分の力だけでやりとげて見せます」

と極言した。

しかし、それでも藩はこれを認めようとせず、むしろ冷い態度をとった。そのため良策の周囲に渦巻く非難は、やがて悪罵となり、良策は苦境に立たされた。かれを見る庶民の眼は憎悪に満ち、藩医も町医も悪口しか口にしなかった。

そのうち重大な危機が良策をおそった。それは種痘を受けようとする者がいなくなったために、痘苗が絶える危険が出てきたのである。

京都の日野鼎哉らと感泣して痘苗を得たことを喜び、大雪の山中を越えて福井にもたらした貴重な痘苗も、藩吏、医師、庶民の無理解から絶滅しようとしているのである。良策は、苦境におちいった。

しかし、良策は、それにも屈せず、拝むようにして家々をまわっては小児に種痘をつづけ、細々ながらも痘苗を維持することにつとめた。

その後、良策はなおも藩に必死の嘆願をつづけ、ようやく痘苗を福井に持ち帰ってから一年後、辛うじて藩の理解を得ることができた。嘉永三年十月、福井下江戸町御領郡役所に、医学所附属の除痘館が設けられたのである。

良策の苦難にみちた戦いは、終った。

かれは、その後嘉永六年までに六千五百九十五人に種痘をし、その中で天然痘に感染したのは三国港の小役人鷲田檣右衛門の子供一人のみで、他は一人残らず感染からまぬがれた。

……笠原良策のもたらした痘苗は、その後、金沢、府中、鯖江、大野、富山の各藩をはじめ、敦賀、勝山、丸岡、金津等各地に分苗され、多くの人命を救った。

良策は、明治十三年七十三歳で死去。その墓は、東京都世田谷区下馬町にある。

松本良順

一

明治元年八月二十一日早朝、旧幕医松本良順《まつもとりょうじゅん》は、会津藩主松平容保《かたもり》と若松城の一室で対していた。

すでに前年の十二月九日には、王政復古の大号令が発せられて徳川慶喜《よしのぶ》は蟄居し、家康以来日本を支配してきた江戸幕府は崩壊していた。さらに明治元年三月十三日には、西郷隆盛、勝海舟の会見によって江戸開城の了解も成立していた。

しかし、幕府に恩義を感じ、朝廷側の薩・長・土・肥をはじめとした諸藩に大きな不満をいだく東北諸藩、ことに会津藩は新政府に露骨な反発をしめしていた。そのため新政府は、奥羽、越後諸藩の征討をくわだてると同時に、その急先鋒である会津藩に軍を進めた。

会津藩では、少年、老人をはじめ婦女までも戦陣にくわわり、それに応じた。新撰組残党等の旧幕臣もぞくぞくと馳せ参じて、絶対優勢をほこる新政府軍に必死の抵抗をこころみた。

しかし、兵員・武器の点で比較にならぬほど強力な戦力を保有する新政府軍の攻撃ははげしく、各陣地はつぎつぎに突破されて、遂に会津若松城はかたく包囲されてしまった。

周囲の峰々には錦旗がひるがえり、新政府軍は、若松城を俯瞰する小田山天寧山に砲をすえて本格的な城攻めにかかった。砲弾は日に五百発をこえ、間断なく城中に射ちこまれる。たちまちにして、城内には死傷者が激増した。

将几に坐った松平容保の顔には、悲壮な決意の色がみなぎっていた。

会津藩士は、昼となく夜となく火器を駆使する新政府軍に刀槍をふるって突進をくり返している。そのすさまじい闘志は新政府軍の脅威となったが、会津藩の損耗もいちじるしく、傷つかずに働いている者は少年と老人のみだといわれるほどの惨状を呈していた。

良順は、藩主容保が死を覚悟していることを察した。

「松本」

と、容保が口をひらいた。

良順は、頭をさげたが、容保の口にすることは言われなくても理解できた。

良順は、将軍慶喜の侍医として文久三年以来医学所の頭取という顕職にあった。オランダ医学の知識と経験では当代屈指といわれた医家であったが、幕府崩壊後、幕府に対する忠節の念やみがたく、同志とともに江戸を脱出して会津藩に身を投じたのである。戦場から送られてくる傷ついた兵の治療に寸刻を惜しんで駈けまわっていたが、戦況が悪化の度を増した八月初旬、まず会津藩主松平容保からの密使が訪れてきて、

「御尽力まことに感謝に堪えぬ。当藩の傷者の生命が数多く救われたことは、貴下の当を得た治療によるものである。しかし、陣は各所に於てやぶられ、戦い利あらず、危険が急迫しておるので、他の土地に身を避けられたい。以後の治療については、当藩内で適当に処置いたす故一刻も早く立ち退いて欲しい」

という言葉をつたえた。

良順は、馬鹿を言うな、と思った。

かれは、三ヵ月前医家や旧幕臣の武士たちとともに会津へ入った。城下の大町通西追手門前の会津藩子弟の文武教導学校であった日新館を病院とさだめ、自ら頭取となって、同行してきた蘭方医三浦煥、名倉知文らとともに会津藩医等を指揮して傷者の治療に専念した。

しかし、前線に配置された会津の医家たちの傷者に対する応急手当は拙劣で、六、七月の湿気と暑熱によって化膿する傷者が多く、良順たちの待機する日新館病院に送りとどけられてきた時には、すでに手のほどこしようもない者ばかりであった。

会津藩医の治療法もおぼつかなく、そのため良順は、藩医をはじめ町・村の医家たちに

応急手当法を講義し、その要旨をしるした注意書を配布しなければならなかった。

そのような心許ない状況にくわえて、薬品、繃帯等の欠乏もはなはだしく、傷者にあたえる栄養価のたかい食糧も絶えた。治療の条件としては最悪の状態になったのだが、それを克服して治療をつづけられたのは、良順の医学知識にもとづく創意工夫があったからであった。

繃帯を例にとっても、良順は男女の帯芯をぬき出させて熱湯消毒したものを活用し、また会津では口にする者もなかった牛肉を傷者の食物としてあたえたりした。

容保は、「以後の治療は、当藩内で処置いたす」というが、残された藩医にその力はない。

それに良順は、会津藩のために働いているのではないという意識も強かった。江戸にのこって新政府軍に反撥する態度さえしめさなければ、新政府は、医学所頭取という要職にある良順を喜んで迎え入れたにちがいなかった。

徳川慶喜も蟄居した現状から考えてみても、医家である良順が武士たちに加わって会津の戦火の中で治療にしたがう必要もないのだ。

そうしたことを十分承知しながらも、良順は、江戸を脱出し会津の戦いに加わった。その理由は、ただ無性に腹立たしくてならなかったからである。

時代の流れは、たしかに大きく動いている。西洋医学を通じて世界の情勢にもあかるい良順は、鎖国政策によってお家安泰をはかる徳川幕府にきびしい批判もいだいていた。しかし、それを打破する新政府に加担する気にもなれない。

尊皇攘夷の声を背景に天皇を擁して倒幕の兵をおこした薩長土肥と、時流の大勢におくれまいとそれにしたがう諸藩。家康以来忠誠をよそおって将軍に頭を下げつづけてきた諸藩が、たちまち倒幕に変心したことが、良順には感情的にゆるしがたい行為に思えてならなかった。

そうした大勢の中で、奥羽諸藩ことに会津藩は、新政府に反撥し、その攻撃に身をさらすことになった。良順には、会津藩のかたくなな態度に大きな魅力を感じ、戦火の中にあえて身を投じたのだ。

容保からの密使は、「身を避けよ」というが、逃げ出すくらいなら初めから参加はせぬ、と、むしろ憤りに近いものを感じた。そして、容保からのすすめも無視して、前線から後送されてくる傷兵の治療をつづけていた。

容保から城中に来るようにという使いがきたのは、昨夜おそくだった。その時、すでに良順は、容保から再び身を避けよという勧告を受けるにちがいないと思っていた。

良順の予感は、適中した。

「貴下には、非常に世話になった。あらためて礼を言う。敵もせまり、われらは一人残らず死ぬ覚悟で籠城の戦さに入る故、即刻立ち退いてもらいたい。治療法も貴下の努力によって、藩医たちはおよその会得はしたようであるから、懸念はいらぬと思う。それに、臣下は、奮死することはあっても負傷はすまいというかたい決意をいだいている。私たちは、心置きなく武士らしい最期をかざりたい。そのためには、他国の方々をまじえず会津藩の者のみで死を迎えたい。なにも報ゆるものはないが、これを授ける」

と、一振りの小刀をさし出した。

頭を垂れてきいていた良順の胸に、熱いものがこみあげた。容保は、会津藩の者のみで死を迎えたいというが、それが本心ではあっても、その奥には良順たちの身を案ずる温情がひそんでいる。

拒絶しようと思った良順は、容保の言葉に反撥する気持も失ってしまった。

立派な藩主だ、とかれは思った。さすがは、幕府崩壊後も幕府に対する忠誠をつらぬき通そうとするだけのことはあると感じた。

未練は残るが、容保の言にしたがうのも人間のとるべき態度かも知れぬ、と思った。

良順は、膝行して容保に近づくと、その小刀をおしいただいた。

二

激しい雨が、降りそそいでいた。

その中を、城の裏手からひそかに脱け出した二十名余の人影があった。かれらは蓑と笠に身をつつみ、砲火に焼けただれた林の中にあわただしくふみこんでいった。

一行は、松本良順をはじめ江戸からきた三浦喚ら蘭方医と他藩から会津戦に参加した藩医たち、それに新撰組副隊長土方歳三、庄内藩士本間友三郎らの武士であった。

林の中は豪雨で白く煙り、脱出するには好適な気象条件であった。

かれらは、周囲にするどい視線を走らせて進み、時折り林の中の路をいそぐ新政府軍の兵に気づいて土に伏した。

その日と翌日は、藩士の子弟である少年たちによって結成されていた白虎隊が、十六橋と戸ノ口で奮戦した日で、喚声と刀のふれ合う音が遠く近くきこえてくる。

一行は、土の上をはい樹幹に身をひそませて、山の傾斜を徐々にのぼっていった。

かれらは、地図をたよりに進みつづけたが、雨はさらに激しさを増し地形をつかむことができない。

何度か方向を見失ったが、午後もおそくなって、ようやく磐梯山の峰つづきである檜原峠の嶮道を越すことができた。

かれらの体は、水と泥にまみれていた。一行は、足を早めて進み、夕方近くに檜原村の裏山にたどりついた。

眼下にひろがる村の家並は、雨しぶきの中にひっそりとうずくまっている。

かれらは、林の中に身を伏して村をうかがった。新政府軍の兵たちがたむろしている可能性は十分考えられた。

しかし、村には人の気配がない。

「行ってみよう」

と、土方をはじめ武士たちが、一斉に刀をぬき、熊笹をつかんで傾斜をつたいひそかに村におりた。

良順たち医家は、村はずれの家の裏にある井戸のかたわらで身をひそませた。土方たちは一軒ずつ刀を手に忍び入ったが、半刻ほどしてもどってくると、

「無人だ」

と、言った。

おそらく村の人たちは、会津藩の敗報をきいていずれかへ逃げのびてしまったにちがい

なかった。

良順たちは、安堵して古びた一軒の農家に入ると、囲炉裏で火をおこし濡れた着衣をかわかした。

食糧も探し出して夜食をとり、敵の来襲を計算に入れて裏山に面した部屋に横たわった。雨音は家をつつみ、風もくわわって戸がきしむ、土方たちはすぐに寝息を立てたが、医家たちは不安そうに眼を開け閉じしていた。

良順は、もしかしたら今夜かぎりの命かも知れぬと思った。三十七歳を最後に死を迎えるのは、早いようにも思えるし、十分であるようにも思った。良順は、横浜に住む実父佐藤泰然を思い起した。

泰然は、豪放で生れつき進取の気性に富んでいた。早くから西洋医学に深い関心をいだき、長崎に留学して蘭医ニーマンに学び、江戸にもどってからは薬研堀《やげんぼり》に医院をひらいて多くの弟子の教育にもあたった。その間に七歳の良順を試験台に、初めて種痘をほどこしたりするような積極的な医家でもあった。

それから四年後、泰然は佐倉に移って順天堂を設立、西洋外科手術の治療にあたった。

良順は、十七歳の折に父泰然の卵巣手術に助手として立ち会った記憶を手繰った。泰然は、麻酔剤を用いぬ日本初の卵巣水腫開腹手術をおこなったのである。

患者は、四十歳を越えた貧しい女で、手術をしても成功のおぼつかないほどの重症だった。女は、死をまぬがれぬ身であるならば、たとえどのような激痛におそわれようとも万が一の生をねがって手術して欲しいと懇願した。

やがて手術がはじまった。体を緊縛された女の口からはすさまじい叫び声がふき出し、体が台の上ではねた。良順は、その激しい患者の苦悶に顔色を青ざめさせながらも、機敏に助手としての役目をはたした。

幸い手術の結果はすこぶるよく、数日後には創口も癒着して女は喜んで退院していった。その後良順は、泰然の助手として乳癌、脱疽、痔瘻等の切開手術にも立ち会い貴重な経験をつんだ。

翌年、良順は、幕府侍医松本良甫のもとに入婿し息女登喜子をめとって、松本姓を名乗った。二十六歳の二月には幕命により長崎に留学、幕府に招聘されていたオランダ軍医ポンペについた。

良順は、たちまちポンペの第一の高弟として西洋医学の研鑽につとめるようになった。かれにとって、初めての腑分も忘れがたい記憶であった。

ポンペについて二年目の安政六年九月上旬、蘭学研究家のよき理解者であった長崎奉行次官永持享次郎から、

「近日、斬首される罪人があるが、死後の体を腑分して医学研究に資しては如何」
というすすめがあった。

罪人は、大井平町の無宿入墨の平三郎という男で、官金をぬすみ長崎の丸山遊廓で費消した罪状により死罪を申し渡された。処刑日は、九月十三日の予定であるという。

良順は、大いに喜んで師のポンペにはかり、さらに吉雄圭斎、名倉知文、榊原養庵、緒方惟準らをさそい、またシーボルトの遺児である女医楠本《くすもと》いねをもくわえて、その日を待った。

当日、寅の刻をすぎた頃、良順たちは刑場におもむいた。

執刀はポンペがあたり、まず胸が縦にひらかれ、さらに腹部にもメスが食いこんだ。内臓が入念に解かれて、第一日目の腑分は終った。

翌日は、皮下からはじめて神経系統と脈管の経過がしめされ、第三日目は、さらされていた平三郎の生首をおろして解剖に付した。ポンペは、頭蓋骨を鋸で横に切断し、脳の大要がさぐられた。

この三日間にわたる腑分は、良順をはじめ同席の医家たちに深い感銘をあたえた。

しかし、その直後、不慮の騒動が起った。獄につながれている囚人たちが、腑分のおこなわれたことを知って騒ぎ出したのである。

囚人たちの言い分には、理があった。

「罪状によって処刑されるということは、法のさだむる約束事であるからやむを得ない。処刑された罪人は、死によって罪の償いをしたのだ。それなのに、遺体の筋骨をばらし、五臓六腑を解き、眼球をえぐり、舌をぬくという行為は、どのような罪によるものなのか。江戸からきた松本某という医家のくわだてたものときいているが、処刑された者の遺体をさらに切り刻むなどということはこの上ない侮辱で忍びがたい。われら同じ獄につながれる者は、一致して平三郎の仇をうつ所存である」

このような趣旨を役人にしめし、役人がなだめすかしてもかれらの怒りはしずまらない。獄内には、不穏な空気がたかまった。

役人も手がつけられず、警護の者をふやしたが、囚人たちの憤りに同調する者も多く騒動をしずめることが不可能になった。

やむを得ず良順が弁明することになって、獄舎内に入ったが、松本某を容赦せぬという声がしきりに浴びせかけられるので、かれは松本良順の門弟といつわって説得にあたった。

「お前たちの申すことは、至極もっともである。しかし、松本先生の言い分はこうである。医家というものは、多くの人たちの命をすくいたいと、骨身を惜しまず日夜勉強につとめている。五臓六腑はどのような形をしたもので、どこにあるのか。それを知ることによって病人の治療ができる。ところが先人の書きのこされた人体の構造を記した書物は、実際に人間の体を解剖して書かれたものではなく、推測で書かれたものでほとんど役に立たない。このような書物しかない現状では、人の命をあずかる医家としてまことに心もとない。もしも自分の死体を医家に捧げて解剖することを承諾するものがいたとすれば、それは千万人もの病人の命をすくうという最大の功徳になる。近ごろたとえ罪人でなくとも、自らすすんで死後の解剖を依頼する立派な人たちさえある。まして斬首に相当する重罪をおかした者が、死後の罪をつぐなうため解剖されるということは、仏縁につながる功徳になると言っていい。入墨平三郎は、たしかに解剖された。しかし、それは、罪障消滅の道なのだ」

と、良順は説き、さらに平三郎の霊をとむらうため法会をおこない、石塔も建てて永代経料を支払う予定であることを告げた。

良順の説得は、素朴な囚人たちの心を動かし騒動はたちまちしずまった。

その翌年、良順は、日本で初めて梅毒検査もおこなっている。

その年の六月にロシヤ軍艦「ボスザニク号」が、長崎に入港してきた。提督はビリレフで、乗組員は五十名ほどであった。

乗組員は、悟真寺に宿泊し艦の破損した部分の修復にしたがっていたが、異境に身をおく寂寥に堪えきれず近くの農家の娘たちにしきりに接近しようとする。

ビリレフは、もしも水兵たちが婦女暴行事件でもおこすと念願の開港条約の締結に大きな支障となることを憂え、長崎奉行岡部駿河守に娼婦の斡旋を依頼した。と同時に、梅毒におかされることを防ぐため娼婦の梅毒検査を徹底的に実行して欲しいと懇願した。

岡部は、異例の申出でなのでどのようにすべきか松本良順を招いて相談した。ロシヤ艦乗組員を寄合町、丸山町で遊ばせることは許してもよいが、遊女屋が梅毒検査に難色をしめすだろうし、第一遊女たちが侮蔑行為として拒否するにちがいないという。

良順は、委細をすべて承諾し、丸山遊廓の引田屋（現在の料亭花月）におもむいた。引田屋主人は廓の中の実力者で、登楼も頻繁な良順は顔なじみであった。

良順は、娼婦志望の一般の女を手当り次第に集めて遊女に仕立て、ロシヤ艦乗組員の欲望をみたしてやって欲しいと説き、金銭はいかほど高くともさしつかえないと申し渡した。

引田屋は、利益も大きいのですぐに賛成したが、寄合町や丸山町に水兵たちが入りこんで乱暴でもされると困る、と顔をしかめた。

それについて良順は、新しい妓楼を作らせたらよいと提案し、稲佐にバラック建ての娼家十二戸を作らせ、二十七人の女を集めさせた。それらの娼婦には一日置きに梅毒検査をおこなうことに定めたが、女たちは、ひどくいやがった。しかし、多額の金銭が得られるし、また奉行所の命令でもあるので拒むこともできず、検査を受けるようになった。

良順は日本人として初めて陰部の梅毒検査にあたったが、二度ほど試みただけですっかり嫌気がさし、その後は、門下生たちに一任した。

翌年五月、良順は、日本最初の本格的な病院である長崎養生所を創立、自ら頭取となりポンペを教授として迎え入れた。良順、三十歳の春であった。

その年、ポンペは任期が満ちて帰国することになり、良順に同行をしきりに求めたが、良順は、好意を謝しながらもそのすすめを断った。かれは、ポンペの後任であるボードインとも親しくつき合い、七年ぶりに江戸へもどった。

しかし、江戸の幕医たちの態度は冷く良順は不遇な立場におかれたが、やがて奥医をへて三十二歳の九月、医学所の頭取となった。蘭方医としての松本良順の名は、ひろく知れわたっていたのだ。

それからの五年間、かれは、時代の大激動の中にもまれて生きた。

勤皇派諸藩の勢力は強く、幕府は一層苦境におとしこまれ、遂に徳川慶喜は大政を朝廷に奉還。その間に松本良順は、将軍家茂の死に際して脈をとり、慶喜の侍医として将軍に随行、新撰組隊長近藤勇等と交るようにもなった。

また三十六歳の折には、梅毒の害を憂え、江戸の根津に検梅をともなう「医学所駆黴病院付町屋敷」と称する遊廓をもうけたりして、医学の啓蒙にもつとめた。

しかし、そうした華々しい過去をもつ松本良順も、会津を脱出し、檜原村の薄汚れた農家にひそむ身となっている。

良順は、激しい雨音をききながら思わず苦笑をもらした。会津戦に参加しなければ、今頃は江戸で新政府に迎え入れられ、要職にもついているだろう。

しかし、良順の胸には、後悔の念は湧かなかった。自分は、三十七年間意のままに生きてきた。会津へきたのも自らの意志であり、たとえ生命を落すようなことがあってもなんの悔いもない。

近藤勇も、残党を引きつれて戦い、流山で敗れて五平新田で縛についた。四月二十五日には斬首され、首は塩漬けにされて京都へ送られ三条河原で梟首されたときいている。近藤も信念に生きた男で、たとえ死罪にあっても心残りはなかったにちがいない。

良順は、妻子のことを思った。二十歳の折に生れた長子銈太郎も、すでに十七歳になっている。

良順は、銈太郎の非凡さに驚嘆し、西洋化学の道を進ませて長崎のボードインに学ばせた。

銈太郎は、良順の期待通り語学・理化学にすぐれた才をしめして、十四歳の折に長崎から江戸にもどった後、開成学校のドイツ語助教ともなっている。

自分がたとえ死んでも、銈太郎が遺志をついでくれるにちがいない、と良順は思った。

かれは、安息を感じた。自分には、なんの未練もない。敵におそわれれば、すすんで死を迎えてもよいとさえ思った。

昼間の疲れが、急に四肢にひろがった。

かれは、深い眠りに落ちていった。

三

眼をさますと、雨はあがってまばゆい陽光が村に満ちていた。

握飯をつくり村を出ると、一行は再び林の中に入り、あたりを警戒しながら進んで夕刻には米沢城下にたどりついた。

その間に、同行の庄内藩士本間友三郎のすすめで、新政府軍に反抗する庄内藩で治療に従事する約束がまとまっていた。そのため米沢で一泊後、すぐに庄内へ向う予定を組んでいたが、どのように探り出したのか米沢藩医数名が良順の宿を訪れてきて、米沢にとどまって医学の御教授を請いたいと申し込んだ。

しかし、良順は、新政府軍に屈従している米沢藩の申し出に応ずる気はなく、翌朝そうそうに宿を出た。安宅関にかかると、思いがけず関所の役人が藩主の命令だと言って通行を許さない。

土方、本間らは激昂し刀の柄をつかんで不穏な空気になった。が、結局蘭方医の三浦喚と渡辺洪基が米沢にとどまることになって、良順たちは関所を通ることができ、天童を越えて大石田から乗船、清川に上陸して八月二十五日庄内藩鶴岡城下へ入った。

しかし、十日ほどたった頃仙台藩からの早飛脚がきて、緊急会議があるから至急仙台にくるようにつたえてきた。

困難な雨中の逃避行でリュウマチをわずらい湯の浜温泉で湯治をしていた良順は、土方歳三とともに庄内をあわただしく出立。九月八日には仙台に入り、翌日登城して、日光輪王寺宮に拝謁し会議に列席した。

仙台には、榎本武揚らが二千五百名の兵を集め、仙台藩士星恂太郎のひきいる額兵隊二百名もくわわって新政府軍に対する戦意は旺盛だった。

かれらは、北海道に渡って再挙すべきであると強硬に主張し、大勢は徹底抗戦にかたむいていた。

良順は、さすがにその意見には同調できなかった。長い戦乱によって多くの人命が失われてきたが、これ以上いたずらに死をうながすような争いは避けるべきであり、それよりも日本の動静をうかがう諸外国に一致協力してあたるべきだとさとっていた。

　十月十二日、榎本たちは、兵をひきいて幕艦「開陽」「回天」「蟠龍」「神速」「千代田形」「長崎」「長鯨」「大江」「鳳凰」の九艦に分乗、各艦は黒煙をなびかせて北海道箱館にむかい出航していった。

　良順は、自分の生命もこれまでと覚悟して便船を待つうちに、オランダ船「ホルカン号」が来着したので便乗し、横浜にたどりついた。

　しかし、横浜では徳川残党狩がさかんにおこなわれているので上陸できず、やむなく碇泊中のアメリカ軍艦「ストークゴル号」に移り、潜伏していた。

　オランダ船長やアメリカ艦の士官たちは、良順の身を案じて横浜の動静をさぐり、

「当分上陸は危険です。仙台方面から落ちのびてきた旧幕医が数多くいるらしいというので、横浜ではきびしい探索がつづけられています。箱館行の便船でもつかまえて引き返したら如何」

　と、言ってくれたりした。

「御忠告はまことにありがたいが、私は、遅かれ早かれ首をはねられる身です。死の覚悟はできています」

と言って、かれらに謝した。

すでに会津、庄内は落城し、秋田も降伏して残るのは箱館に立てこもる榎本武揚のひきいる一隊のみとなっていた。新政府軍は榎本軍を撃破するため、「甲鉄」「春日」「朝陽」「大阪丸」「陽春」「丁卯」「飛龍」「晨風」「豊安」アメリカ船「ヤンスキー」「アラジャン」等大小艦船に大軍を乗船させ北上していた。

大勢は決した……と、良順もはっきりと時代の流れをさとった。

アメリカ公使デロングは良順に、アメリカに亡命してサンフランシスコで開業してはどうかとすすめてくれたが、父母や妻子を捨ててアメリカへ渡る気にもなれない。いずれにしても、これが最後と思い、深夜ひそかに上陸すると横浜の弁天町に住む実父佐藤泰然を訪れた。

泰然は、賊軍の一員という汚名を背負った良順に、

「いたずらに逃げかくれすることは潔いものではない。お前は、徳川家の恩顧を重んじ行動したのだから初志をつらぬくべきである。そのためにはたとえ首はねられても詮方あるまい。それが士道というものだ」

と、悲痛な表情で言った。

良順は、実父の言にさとるところあって、アメリカ艦「ストークゴル号」を去って上陸、

オランダ船長の商館に身を落ちつけ、いつ捕縛されてもよいように書類などを焼却して準備をととのえた。

十二月六日、大楯という名の捕吏が十数名の手先をひきいて商館を包囲、良順は縛についた。

取調べの後、

「追って沙汰あるまで預け置く」

という趣きで、江戸へ護送され旗本松本筑前守邸預りとなった。

三ヵ月後、良順は、加州前田の本郷邸に移されて一ヵ年間監房生活を課せられた後、明治二年十二月上旬、

「其方朝敵之大罪たるも、特典を以って死を免じ、爾後五ヵ月間徳川亀之助邸へ禁錮す」

という正式判決が出た。

服役後、良順は王子梶原村に戦火を避けていた養父母と妻子のもとに帰り、たがいに言葉もなく涙した。

その後、松本順（良順改め）は、資金をつのって、早稲田大学の基礎ともなった東京初の洋風大病院早稲田蘭疇舎を創立、さらに明治六年、四十二歳の折には初代陸軍軍医総監に就任した。

かれの奇行はすこぶる多く、軍医総監時代に謹慎処分を二度も受けている。

その一は、軍医学校卒業式に、卒業したからといって免状を渡すことは不合理であるから人物選挙により渡すとかたくなに主張し、校規に反するものとして、

「軍医生徒卒業スルニ当リ、免状ヲ渡サズニ選挙スル科ニ依リ謹慎十日被二仰付一」

と言い渡され、また、政府に解雇された西洋医ホフマンをかばって、裁判の結果政府からホフマンに給与と利子を支払わせた事件について、

「ホフマン事件ニ於テ、許多ノ金員ヲ虚費スルニ至ラシムル科ニ依リ謹慎卅五日被二仰付一」

として謹慎を申し渡された。

松本順は、医学の指導者として明治を生き、貴族院議員をへて男爵となり、明治四十年三月十二日、七十六歳の高齢で死去した。

相良知安

一

慶応四年の年が明けた——

京都に程近い鳥羽附近に住む人々に正月はなかった。朝廷を奉ずる薩摩・長州・土佐の各藩と幕府に忠誠を誓う軍勢との間に、戦火を交える気配がたかまっていたのだ。道路という道路には、家財を満載した大八車が、乾いた車輪の音をさせて走ってゆく。病人を背負い子の手をひいてゆく者の姿もみえる。かれらの顔は一様に青ざめていた。

一月三日、不意に砲声があたりの空気を引き裂き、それはまたたく間にすさまじい連続的な轟音となって附近一帯にひろがった。新式の兵器を擁して南下してきた薩摩藩の砲撃が、幕府軍の同方面の先鋒として軍を進めていた桑名藩兵の陣地に、豪雨のように集中しはじめたのである。

その猛砲撃に呼応して、伏見で幕府軍の会津藩兵と対峙していた薩摩・長州・土佐藩連合軍の砲門も一斉にひらかれ、夕闇の濃い空には壮絶な火閃がおびただしく交叉した。

幕府軍は、幕府直属の兵力約五千と会津、桑名その他諸藩兵、新撰組隊士約一万をあわせた一万五千の大軍であった。それと対する薩・長・土の倒幕連合軍は約五千を数えるのみで、幕府軍兵力はその数に於いて絶対的優位を保っていた。

しかし、戦闘は、劣勢の倒幕軍に有利に展開していった。新式鉄砲隊を主力とし、しかも「朝敵を撃つ」という鮮明な旗印をかかげた倒幕連合軍の士気はきわめて高く、時刻が経過するにつれて優勢な幕府軍を徐々に圧迫していった。

戦闘は夜を徹してつづけられ、翌四日未明には、幕府軍の最前線を突破した鳥羽方面の薩摩軍の手によって民家につぎつぎと火が放たれた。また伏見方面にも火の手があがって、華麗な炎が夜明けの空を赤々と焼いた。

倒幕軍の攻撃は熾烈をきわめ、戦列をみだした幕府軍はやむなく淀川の橋を焼き落し、淀方面へ退いた。が、後衛の任にあたっていた淀藩は、退却してきた幕府軍の入城を突然拒否し、また津藩も寝返りをうって、遂に幕府軍の総敗走となった。

この薩・長・土連合軍の奇蹟的とも思える圧勝に終った鳥羽・伏見の戦いは、大阪にいた将軍徳川慶喜を江戸へ走らせ、やがては徳川幕府の完全崩壊と明治改元へとつながっていったのである。

その新旧政治勢力の交代を意味する戦いの経過を冷ややかな眼で凝視していたのは、日本に派遣されていたフランス、イギリス、アメリカ、イタリヤ、プロシャ、オランダの各国公使たちであった。

かれらは、日本における自国の立場を有利に導くため、それぞれの外交的手腕を発揮して日本国内の幕府側、倒幕側の両勢力の力関係を注視していた。前年九月には、倒幕勢力の力は未知数であるとして、徳川慶喜の引見にも応じて徳川幕府を正統な政治機関として承認していた。しかし、鳥羽・伏見の戦いは、かれらに倒幕派の勢力が将来の日本を掌握することをさとらせることになった。

そうした激しい変動期に対して、各国公使の中で最も巧妙に立ちまわったのはイギリス公使パークス（Parks, Sir Harry Smith）であった。

パークスは、諜者を数多く日本全国に放って情報蒐集に全力を注ぎ、そのため日本の政情にも精通していて、やがては近い将来に天皇を中心とした諸藩連合政権が樹立されるにちがいないと判断していた。ついで鳥羽・伏見の薩・長・土連合軍の圧勝の報に接すると、その予測が的中したことを知り、ためらうことなく積極的に連合諸藩に接近していった。

そのあらわれの一つに、イギリス公使館附医員ウイリス（William Willis）の活用があった。鳥羽・伏見の戦いでは、幕府、倒幕両軍の兵たちに多くの死者と負傷者が出た。そのほとんどは銃砲弾による死傷で、軍に同行していた各藩の医師たちがその治療にあたったが、従来の刀や槍による傷と同じような処置をとったため傷口が化膿し、軽傷者の中からも死亡する者が続出した。

一例をあげれば、幕府軍側の先鋒であった桑名藩の藩士佐藤三吉の実兄文之助も淀の一戦で大腿部貫通銃創を受け、藩医の手で焼酎で洗い白布で緊縛して戸板で岐阜に運ばれたが、二ヵ月後に絶命している。当時の日本人医師たちは、どのような銃創でもすべて縫合してしまうので、それが化膿をひき起していたのだ。

英医ウイリスは、エジンバラ大学を卒え学士の称号を得た後、文久元年二十五歳の折にイギリス公使館附医員として来日し、鳥羽・伏見の戦いに遭遇している。

公使パークスは、負傷者の処置に対する倒幕連合軍側の困惑を傍観してはいなかった。負傷者は、戸板で運ばれ肩にかつがれて京都の相国寺と薩藩病院に送りこまれ、それでも収容しきれず一般民家にもあふれている。

イギリス公使パークスは、すぐに薩・長・土連合軍側に使者を立てると、ウイリスを治療に当らせてもよいと申し入れた。倒幕軍側にとって、それは願ってもないことで、喜んでパークスの申出を受けた。

ウイリスは、パークスの命にしたがって戦場におもむくと傷ついた者の治療に走りまわった。

かれは、合理的な手ぎわよい治療をつづけ、その献身的な努力によって多くの兵士の生命が救われた。

ウイリスの声価は、またたく間にたかまった。

ウイリスは、その後も京都に滞在して治療に専念したが、薩摩・長州藩主のウイリスに対する信頼は日を追うにしたがってあつく、その京都滞在期限が切れた折には、薩藩の西郷隆盛がウイリスを呼んで五、六日滞在を延期して欲しいと依頼したほどだった。

イギリス公使パークスの意図は、完全に成功し、かれの存在は各国公使の中でも倒幕派側に最も大きな位置を占めるようになった。

しかし、その反面では、かれの老獪な動きに眉をしかめる者も多かった。イギリスは、巧妙な策を弄して世界に多くの植民地を保有している。そのイギリスから派遣されてきているパークスが、新しい時代への転換期にある日本に領土的野心をいだいて活動しているのではないかという疑惑がたかまっていたのだ。

そうしたパークスに対する不信感が、一つの事件になってあらわれた。明治元年二月末、イギリス公使パークスは天皇に謁見のため宮中に参内した。その途中、物陰にかくれて待ち伏せていた勤皇攘夷論者三枝蓊《しげる》、朱雀操等に突然襲われた。三枝たちは護衛のイギリス騎兵九名その他を負傷させ、パークスを殺害しようと刀をふるって接近した。しかし、パークスと同行していた後藤象二郎、中井弘によって斬られ捕えられた。その折パークスに随行していたウイリスは、負傷者たちに適宜な応急処置をほどこし、それによってさらにウイリスの医師としての評価は一層たかまった。

その後公使パークスは、同年三月八日横浜に帰着したが、その頃、会津をはじめ東北各地では幕軍と官軍との間に激烈な戦争が開始されていた。

戦場には負傷者が満ち、明治新政府はこれら士卒の創傷を治療させるため横浜、長崎在住の外国医家を迎え入れようとした。しかし、僻地の戦場に赴こうという者はなく、ようやく承諾した或る外人医師も月俸千ドルとその上さらに死後の恩給を要求して譲ろうとしない。その余りにも強硬な態度に、新政府は外国医家の採用を断念せざるを得なくなった。

それを耳にした英医ウイリスは、パークスの推挙もあって全くの無報酬で遠く越後高田から会津白河に至るまで数ヵ所の戦場におもむき、傷者の治療に駆け廻わった。その間上下肢切断手術を十六回もおこない、また過満俺《マンガン》酸加里を創傷に使い、鉄の「スプリント」を骨の傷に用いるなど新しい外科術を駆使して目ざましい成果をあげた。そして、横浜戸部の麓に新たに設けられた官軍の仮軍事病院（一名天朝病院）に、それら負傷兵の後送を指示したりした。

こうした華々しいウイリスの身を挺した業績とパークスの政治工作によって、ウイリスの存在は、一層明治新政府の要路にある人々に深く食いこんでいった。その結果、横浜の仮軍事病院が江戸に移されて大病院と改称され、医学校をも併設させた折には、その長にウイリスが任ぜられた。

パークスのイギリス公使としての手腕は、冴え返っていた。パークスは、江戸城の無血開城にも働きかけ、また列国に先んじて明治政府を承認するなど、巧みに新政府部内に隠然たる勢力をきずくことに成功していた。

政府内の医師ウイリスの重用も、パークスの期待通りのもので、パークスの存在は列国公使の中できわだった存在となっていた。

翌明治二年二月、新政府は、東京下谷御徒町にあった医学所を和泉橋の藤堂家屋敷に移し、大病院をも合併して医学校兼病院と改称させたが、その長にもウイリスが任ぜられ、イギリス公使パークスの存在を一層高めさせる結果となった。それと同時に、鳥羽・伏見の戦い以来のウイリスの献身的な努力とそのすぐれた医学的技術が、新政府の医学管理者たちの間にも必然的にイギリス医学尊重となってあらわれていた。

すでにオランダ医学は過去のものとなっていて、それに代るものとして、イギリス医学こそ新政府の採用するにふさわしい最もすぐれたものであると思われるようになり、イギリス医学はその後の日本医学界の主流的位置を占めるはずであった。

しかし、採用寸前にその前に立ちはだかった医家がいた。それは、佐賀藩徴士相良《さがら》知安《ちあん》と福井藩徴士岩佐純で、殊に相良は、激烈な態度でイギリス医学の阻止をはかった。

二

相良知安は、天保七年二月十六日肥前佐賀の城下八戸町に藩医長庵の三子として生れた。初めの名は弘庵で、十七歳の折藩学校に入り、翌年十八歳の折に父の命にしたがって蘭学校に転じた。ついで二十三歳の折には、創設された佐賀藩医学校に入学し、直ちに生徒長として教官の補助をつとめ、その頃からすでに才の非凡さを認められていた。

佐賀藩では、相良弘庵の学才に注目し、文久元年、弘庵二十六歳の折に江戸への遊学を命じた。弘庵は、長旅の末江戸にいたり、さらに下総佐倉におもむいて順天堂の佐藤尚中の門に入った。

順天堂は、藩侯堀田備中守に迎えられた尚中の義父泰然が創設したもので、その名声を慕って多くの医書生が集まり、重病になやむ患者も遠地からその治療を請いに集まってきた。

弘庵は、その尚中の門で二年間医学を研鑽後、尚中の添書をもらいうけて遠く長崎の精得館に遊学のため下っていった。精得館は、佐藤尚中の義弟松本良順《まつもとりょうじゅん》が長崎養生所を改めて創立したもので、蘭医学の日本における中心的教育機関であった。

その精得館には、教授としてオランダ人ボードインがいた。ボードインは、一等軍医の肩書を持ちことに眼科手術にすぐれた実績をもっていた医家で、相良弘庵の非凡な才に注目し、しきりに西洋への留学をすすめた。弘庵はボードインの好意を深く謝したが、そのすすめをことわって佐賀藩にもどり、老侯鍋島閑叟《かんそう》の侍医兼医学校の教授に就任した。

その頃薩・長両藩を中心とした倒幕派の勢力は増大する一方で、世情ははげしい混沌の渦の中に巻きこまれていた。

弘庵は、激動する時代の動きに刺戟され、安閑と郷里に身を置いていることに堪えられなくなり、翌慶応三年に、老侯閑叟に従って京へ上った。そのため鳥羽・伏見の戦いにも遭遇、京都烏丸四条下るにあった肥前屋敷で明治改元を迎えた。

相良弘庵にとって徳川幕府の崩壊はやはり大きな驚きであったが、三十三歳の若い弘庵はそれだけに血のたぎるような興奮もおぼえていた。

翌明治二年の正月がすぎて間もなく、弘庵にとって思いがけない命が新政府からもたらされた。一月十六日、行政を掌握する最高機関太政官の太政官代から、肥前屋敷の佐賀藩に対し、

「其方家来相良弘庵、明日巳之刻、公用人差添参朝すべし」

という趣旨の書面が、使者によって届けられた。

相良弘庵はその意を推しはかりかねたが、とりあえず翌朝、藩の者と同道して太政官代へ出頭した。そこで手渡されたのは、「相良弘庵御雇を以て医学校御取立に付、取調御用被㆓仰付㆒候事」という辞令であった。

新政府としては、学校教育を重視し、初等教育とともに高等教育機構の確立を念頭に、西洋文明の摂取をはかろうと積極的な姿勢をとっていた。ことに人命に直接関係ある医学校の整備は、その急務であった。

相良弘庵に与えられた職務は、新政府直系の医学校を作るという重大なもので、弘庵は、それが自分と友人の岩佐玄圭（後に純）に課せられたことに感激した。貧しい九州の地の佐賀藩徴士にしかすぎぬ弘庵にとって、それは思いもかけぬ知遇であると思えたのだ。太政官代では、すぐに大阪表に下って学校弁事の千種《ちぐさ》有正のもとにおもむき、また大阪にいるオランダ医ボードインとも会って打合わせをするよう指示した。……新政府が、相良と岩佐を取調御用に任じたのは、むろん西洋医学に対する豊かな知識とその才覚を高く評価したからだが、同時に二人が、長崎精得館でボードインの教えを受け、しかも人間的な親交があついことを利用しようとしたことも疑う余地のないことであった。

ボードインは、明治新政府に対して大きな不満をいだいていた。

明治改元前、ボードインは、勝安房、松本良順の建議による海軍学校を医学研究機関とするという徳川幕府の意をくんでオランダに帰国し、医療器具その他を手に日本へもどって来た。しかし幕府はすでに崩壊し、ボードインを温かく迎え入れてくれる者もいないので、やむなくいったん上海へおもむいた。かれは、オランダへ帰ろうかとも思ったが、日本の依頼で購入した医療器具もかかえているので再び来日し、幕府との間に取交した約束を果して欲しいと明治新政府に迫っていた。つまり、新政府は、相良、岩佐両人に、ボードインとの調整をはからせようと企てたのだ。

相良弘庵は、太政官代からの命令にもとづいて、早くもその日のうちに大阪へ向うことになった。

淀川を下る舟に、弘庵は身をゆだねた。川面を渡る風はひどく冷たく、岸辺の水は凍りついている。

弘庵は身をふるわせてうずくまり、寒々とした川景色に眼をやりながらも自分の前に大きくひらけた前途に胸のはげしくたかなるのをおぼえていた。

大阪におもむいた弘庵は、岩佐玄圭とともに千種弁事と会い、またボードインにも新政府の意向をつたえて協力を要請した。

しかし、ボードインは、新政府の回答がいつまでたってもこないのですっかり激昂し、医療器具のほとんどをオランダに送り出した後で、数冊の医学書が残されているだけであった。相良と岩佐は熱心にボードインの不満をやわらげることにつとめ、ようやくボードインもその誠意のこもった請いを容れて、積極的に医学校整備に支援することを約束してくれた。

相良と岩佐は、日本に本格的な医学校を創立する熱意に燃え、月が変ると太政官代の命によって東京へ乗りこんだ。相良弘庵は本郷真砂町に居をかまえ、岩佐とともに積極的な活動をはじめた。

新政府は、そうした二人の熱意を買い、その仕事を円滑におこなわせるため医道改正御用掛に任命した。

その頃新政府は、旧幕府の興した昌平黌（儒学・国学）、医学所（西洋医学）、開成所（洋学）を昌平学校、医学校、開成学校という名称に改め、さらに相良たちが上京した年の六月には、昌平学校を大学本校とし、医学校を大学東校、開成学校を大学南校と改称していた。

相良と岩佐の活躍の場は、むろん西洋医学の教育機関である大学東校で、七月十八日には二人とも大学少丞に任ぜられ、さらに十月十日には大学権大丞に進み、大学東校の管理者に任命された。相良と岩佐は、日本医学教育機関の整備を実行するにふさわしい地位をかちとることができたのだ。

やがて、日本医学教育にとって画期的な事件が起った。それはイギリス医ウイリスを中心として巻き起った。

ウイリスは、鳥羽・伏見の戦いと東北各地の官幕軍間の戦争以後、薩・長ことに薩摩要人の大きな信頼を得、大学東校の前身である医学校の校長を経て大学東校校長ともなっていた。

ウイリスのこうした医学校教育界に占める地位は、必然的にイギリス医学の採用につながるものでもあった。

新政府は、倒幕を成功させた薩・長・土・肥の四藩の者たちで構成され、ことに薩・長両藩の関係者がその主流ともなっていた。それだけに、ウイリスを中心としたイギリス医学の採用はすでに決定的なものとなっていた。

その大きな時代的な流れの前に、相良知安（弘庵改め）と岩佐純（玄圭改め）の両医家が立ちはだかった。

大学権大丞の知安と純は、日本医学教育の根本問題の検討にとりくんでいた。すでにイギリス医学の採用は政府部内で決定的なものとはなっているが、それが今後の日本医学界にとって果して幸いするものかどうか。オランダ医学は、斜陽のものでそれに未練は全くないが、全世界で最高水準を保つ医学をイギリス医学と断定して悔いはないのか。知安と純の懸念は、その一点にかかっていた。

知安と純の胸中には、オランダ医学書がドイツ医学書の翻訳が多いことからドイツ医学こそ世界最高のものではないか、という考えが去来していた。そのためイギリス医学の採用は、日本医学界の将来に不幸な結果をもたらすのではないかというひそかな危惧すらいだいていた。

そんな折、相良知安は、大学南校の英語教授フェルベッキ（G. F. Verbeck）と意見を交す機会を得た。

フェルベッキはオランダ生れの工兵大尉で、アメリカに帰化した後、日本へ宣教師として入国し、佐賀藩士大隈太郎（重信）が長崎におこした英語学校「致遠館」の英語教師という経歴をもっていた。「致遠館」は主として佐賀藩の子弟を教育することを目的とした学校で、知安も長崎遊学中に、フェルベッキから親しく教えを受けたこともあった。

知安はフェルベッキに、

「世界で最高の医学をもつ国はどこですか」

と、真剣な表情で問うた。

「それは、プロイセン（ドイツ）です」

と、フェルベッキは、即座に答えた。

「プロイセンは、科学の全分野で最も進んだ国です。数学者にはガウス、有機化学者にはリービッヒ、衛生学にはペッテンコーヘル、生理学にはヨハネス・ピー・ミューラーその他世界的権威がひしめいています。医学でも同じことです」

相良知安は、自分の予測がまちがいなかったことを知って何度も深くうなずいていた。

フェルベッキは、オランダに生をうけアメリカに帰化しているというのに、全く縁もないドイツ国の医学を最高のものとして推奨している。そこには私情を越えたフェルベッキの世界的視野をもつ広い洞察力を感じさせると同時に、ドイツ医学が客観的にも一段と群をぬいた高い水準に達しているということが、知安にもはっきりと理解できた。

知安の血は、たぎりたった。佐賀藩徴士から一躍医学教育の重要な位置に身を置くようになった知安は、幾分傲慢にもなっていた。が、それは同時に、心のたかぶりをためらうことなく直接行動に移すという意欲ともなってあらわれた。

かれは、フェルベッキの言葉に強い刺戟をうけ、すぐに旧土佐藩主の大学別当山内容堂に面会を申込んだ。その席で、大学東校の医学は、イギリス医学を排してドイツ医学を採用すべきだということを強硬に建言した。

山内は、思いがけぬ知安の申出に顔色を変えた。すでに政府ではイギリス医学の採用を決定したも同然で、今になってそれをくつがえすことは不可能に近い。事実、政府の重鎮の一人である旧薩藩士大久保利通は、ウイリスに対して「日本医学総教師」という辞令を発していた。

相良知安は、山内の説明に耳もかさなかった。知安の前には、すでに旧土佐藩主である山内容堂に対する遠慮はなかった。時代は新しい時代を迎え、ただ実力のある者だけがすべてを動かしてゆく。その自信が、はげしい反論となって山内に浴びせかけられた。

知安の言葉は荒々しく、そのすさまじい口調に山内は顔をひきつらせた。山内からみれば、知安は旧田舎藩の一徴士にすぎず、その態度には旧土佐藩主に対する礼儀はみじんも感じられない。

山内は、顔色を変えて首をふりつづけたが、知安の浅黒い精悍な顔に鋭く光る眼は山内を威圧した。

山内と知安の間に、はげしい言葉のやりとりがつづけられた。

ようやく知安も、自分の突き当った壁が途方もなく厚いものであることを知らされた。山内容堂の背後には、明治維新を達成した自信にみちた政府の要人たちが控えている。山内の立場からすれば、知安の強い要望があっても政府部内で内定しているものをくつがえすわけにはいかなかった。

知安の激情は、一挙に堰をきった。

かれには、医師のおかれた社会的な低い位置に対する憤懣が常日頃から胸中にわだかまっていた。政府は常に武士階級の手ににぎられ、明治新政府に於てもそれはそのまま踏襲され、むしろその傾向は強まってきさえしている。かれら政治家たちは医学の知識もないのに、医学界をも自由に操作している。

さらに西洋医学を推進しようとする新しい時代の医師たちに対して、漢方医学者たちは、政治家と深い関係のある漢学者、皇道学者の支援を得て強烈な圧迫をくわえてきている。知安は、西洋医学に教えをうける新医学が、医学の本道であり、人命をつかさどる医師こそ最も重んぜられるべきだと信じていた。

戦いあるのみだ……とかれはかたく心にきめた。貧乏藩の徴士の真髄を見せてやるためにも、その怒りをぶちまけたいとも思った。それは、知安のいだく劣等感のあらわれでもあったのだ。

知安は、眼をいからせてフェルベッキのもとにおもむくと、ドイツ医学こそ最高のものであるという意見を書類にしてもらい、それを手に要人の中を駆けまわりはじめた。

しかし、知安の突き当った壁は驚くほど厚かった。

イギリス医学の採用はすでに決定的で、知安の進言をいれてドイツ医学を採用することは、必然的に英医ウィリスを大学東校の長としての職から追うことになり、鳥羽・伏見の戦い以来のウィリスのめざましい功績を完全にふみにじる結果ともなる。さらにそれはまた、大英帝国を背景として勢威をほしいままにしているイギリス公使パークスの怒りをさそうことにもなって、あらゆる点で好ましくないことが続発するおそれが多分にあった。

それにイギリスの学問を信奉する学者も多いことが、知安を一層不利なものにしていた。福沢諭吉はその中心的存在で、医学を修めたこともあるかれは強くイギリス医学を推奨し、坪井為春、石井信義、島村鼎甫等の医学界の権威も福沢と同じ立場をとっていた。

そうした中で、知安は、自分の意見をかたくなに押し通そうとして狂ったように走りまわった。

やがてかれの激しい主張に、耳をかたむける者もあらわれるようになった。それは、知安と同じ佐賀藩出身の副島種臣、大隈重信等の政府要人で、さらにフェルベッキに親しい要人たちもそれに同調するようになった。その根底には、日本政府にしばしば強圧的な態度でのぞむイギリス公使パークスに対する牽制の意味もあったのである。

意見の対立は激化し、医学採用を中心に長い戦いがつづけられた。その結果、次第に政府部内の空気は知安の側に有利となり、遂に廟議で激論の末ドイツ医学の採用が決定し、ドイツから二名の医師を招くことになった。

残された問題は、英医ウイリスの処置であった。相良知安もそのことについては困惑し、結局ウイリスと薩摩藩が特に親しい関係であることに注目し、西郷隆盛のもとへおもむいた。西郷は、知安の懇々と説く話を黙然ときいていたが、即座にその後始末を引き受けることを約束してくれた。

西郷はウイリスを招くと、鹿児島に医学校を興したがその一切を委任したいと懇請した。月給もそれまでよりかなり増額し、ぜひ鹿児島で医学教育をひろげて欲しいと告げた。

ウイリスは、あっさりと承諾し、大学東校の長としての職を辞すると鹿児島へ去った。そして鹿児島で医学校兼病院を興し、十余年にわたって医学教育に専念した。その後いったん帰国しタイのバンコック英国公使館医員となったが、病いを得て客死した。

……その医学校兼病院は、後の鹿児島医専、鹿児島医大の前身ともなったのである。

三

明治三年が、明けた。

三十五歳の春を迎えた相良知安は、自説を通して政府を動かしたことに自信を得、得意の絶頂にあった。ウイリスの後席として大学東校の長に佐藤尚中を推薦し、大学大博士に任じることに努力し成功した。

　知安の胸中には、西洋医学者を尊重すると同時に、日本医学者による医学教育の指導が当然の姿であるという考えがひそんでいた。佐藤尚中の大学東校の長に就任したことは、知安にとって自分のいだく理想を実現させたことであった。

　日本政府は、ドイツ医学採用決定の廟議にもとづいて、外務卿沢宣嘉、大学別当松平慶永、それに外務大輔の連署でドイツ公使フォン・ブラント（Von Brandt）に、二名の医師を招聘したいと告げ、その人選を公式文書で依頼した。

　フォン・ブラントはその意をうけ、すぐに本国政府へ取りついだ。が、たまたまドイツとフランスとの間に戦争が勃発したためドイツ人医師の派遣は実現せず、陸軍軍医ミューラー（Leopold Benjamin Carl Müller）と海軍軍医ホフマン（Theodor Edward Hoffman）の両医官が来日したのは、一年半近くもたった明治四年八月であった。しかし、その後は順調にドイツから医官が続々と来日し、ドイツ医学は日本の主流になった。

　明治三年五月、密集した人家にかこまれた藤堂邸が医学校、病院の地として不適当であると判断した政府は、大学東校を上野に移転することに定めた。それも相良知安の強い主張によるもので、大学別当松平春嶽（旧福井藩主）もそれに賛成し、相良は上野一帯をその敷地として使用しようと計画を練った。

しかし、石黒忠悳《ただのり》子爵、岩佐純らと上野を訪れた蘭医ボードインは、上野は公園として残すべきで、たとえ医学校、病院のためとはいえ自然を損うようなことをすべきではないと忠告した。それは、すぐに政府につたえられ、相良知安も恩師ボードインの意見が正しいことを認め、また徳川家の広大な墓地の移転にも多くの費用を要することが予想されたので、上野での建設をとりやめた。その代りに現在本郷にある東京大学の所在地に、大学東校の移転が決定した。

知安は、岩佐純とともに大学東校の充実に没頭した。政府への意見書もしきりに提出していたが、その年の七月十三日、岩佐とともに作成した政府への建白書を手に大学を出た路上で、思わぬ難をこうむることになった。ひそかにその動きをうかがっていたらしい捕吏に荒々しく捕えられ、弾正台の牢に投じられた。

知安にとって、それは心当りのない捕縛であった。さらに不可思議なことに、捕えられてから一月たち三月たち半年たっても取調べが全くない。ようやく初訊問があったのは、翌明治四年四月末のことで、その折もただ簡単な略歴を聴取されただけであった。

知安は、牢の中で悶々と日を送った。

解放されたのは、さらに半年以上もたった明治四年十一月二十七日で、「職務上非違の事あり」という理由を言い渡されたのみで、むろん無罪であった。

知安の捕えられた理由は、部下の森某の公金費消に関係があったとされたが、弾正台には旧土佐藩士が多く、その藩主山内容堂に知安がドイツ医学採用をせまった折の粗暴な言動に対する意趣返しだという噂が立てられていた。つまり、それは知安の妥協を許さぬ激情的な性格がもたらした災厄といってもよかった。

その入獄は、相良知安の内部に大きな変化をあたえた。闘志にみちた性格はひどくゆがみ、一層かたくなな固い殻の中に閉じこもるようになった。それでも知安は、無罪釈放後、大学東校を改称した第一大学区医学校の学長、文部省築造局長、医務局長等の要職を歴任したが、明治十八年十二月二十八日一切の官から退いてしまった。

知安の晩年は、悲惨だった。人との和に欠けた知安は、家庭人としての資格も放棄したように妻たみを郷里佐賀に置いて、それまで交渉のあった女と同棲して拗ねたような暮しをつづけていた。そうした知安に、再び官職を斡旋しようと申し出る者もいなかった。

知安の生活は困窮し、住居も移ってやがて芝区神明町の長屋に身をひそめるようになった。医学校の学長の地位にまで達し豊かな医学知識を持ちながら、かれは、医師として生活費を得る気配は全くみられなかった。

知安の職業は、街頭易者であった。かれは、薄汚れた頭巾をかぶり、路のすみにひっそりと立ちつづけてわずかに飢えをしのいでいた。

そうした知安のもとに、四人の名士の訪れがあった。それは石黒忠悳子爵、後藤新平、副島種臣、北里柴三郎で、知安の貧窮ぶりに驚きひそかに金銭や食物を置いて去った。

知安が六十四歳の秋、政府は知安に勲五等瑞宝章を贈ったが、すでに体の衰弱した知安はそれを受けることができず、石黒忠悳軍医総監がその陋屋に届けた。

明治三十九年六月十日、相良知安は、医師の治療を受ける金銭もなくインフルエンザで人知れず没した。行年七十一歳であった。

その死をいたんで天皇陛下よりの祭粢料が使者の手によって下賜された。

長屋の住民たちは、一驚した。貧しい老易者の葬儀に、なぜ天皇陛下からの祭粢料が下賜されたのか理解することができなかった。かれらは、唖然とした表情で軒の破れた知安の家をひしめき合いながらのぞきこんでいた。

知安の墓は、佐賀市寺町城雲院に立てられ、墓面には鉄心院覚道知安居士の名が刻まれている。また東京大学お茶の水門の近くには、石黒忠悳の題額、入沢達吉の撰文による碑があり、知安の曽孫は、佐賀市にある。

夫人たみとは二十年間も別居していたが、夫人への手紙に、

「私は六か敷男だから石塔になりても承知せぬ事は承知しませぬよ。……」

という文句がみられる。石塔になりても承知せぬ……という言葉通りの知安のそうしたかたくなな性格が、知安を功績者としたと同時に惨めな落魄者ともしたのである。

荻野ぎん

一

明治三年――

利根川の水は、ゆったりと流れていた。

秋色は濃く、河原の草もするどく枯れ研がれている。

長く弧をえがいて伸びた土手の上を、痩せおとろえた一人の若い女が、下男らしい男に伴われて歩いていた。

細面の女の顔には少女らしい面影が残り、髪の生え際には匂うような初々しさがある。

しかし、その顔色はひどく青ざめ、整った顔立ちを一層痛々しいものにみせていた。

娘の歩く姿は、尋常のものではなかった。頭を垂れ、伏した眼には光るものが湧いている。その眉根は、時折りきつく寄せられた。

女は、股を幾分開きぎみにぎこちない足どりで歩いていた。彼女は、下腹部にきつくしみいるような疼痛に堪えていた。

彼女は、十八歳だった。屈辱と苦悩にみちた二年間余りの記憶が、鋭い棘のように胸に痛くよみがえる。その度に、眼からは熱いものが新たに湧き出た。

彼女は婚家を追い出され、その上淋病におかされていた。生家にもどったものの、そこにも居たたまれず病いをいやすために東京への道をたどっている。

川筋を渡る風は、冷えきっていた。

尿意がまたおそってきて、女は顔をゆがめて足をとめた。

下男は、女の表情からそれを察すると、背を向けて荷をかついだまま土手を畠の方へ降りていった。

女は、土手に人の気配がないのをたしかめると、反対側の土手の傾斜を下りて河原の枯草の中にしゃがみこんだ。

放尿は、患部に激痛を走らせた。彼女は、唇をきつくかんだ。その唇の間から、悲痛な呻き声がふき出た。

彼女は、肩をふるわせ嗚咽した。枯草を波頭のようになびかせて、冷えきった風が河原の上を渡っていった。

荻野《おぎの》ぎん――嘉永四年三月三日、埼玉県大里郡秦村に荻野綾三郎の五女として生る。

荻野家は、代々庄屋をつとめた旧家で、ぎんは恵まれた環境の中で育った。

父綾三郎は、子供の教育に熱心で学識者を招いたが、ぎんの兄たちは勉強をきらった。その中で幼いぎんだけは、講義がはじまると、部屋の隅に坐って、一心に耳をかたむけていた。

ぎんの聡明さは、幼時から際立っていた。しかし、父は、そうしたぎんの将来を危うんだ。女が学問にいそしむことは、家庭人として地道な生活を送る上で支障となると思ったのだ。

ぎんは、美しい少女に成長した。小麦色の肌ときりりとした目鼻立ちがその顔をすがすがしいものにみせ、ことに眼は冴えざえと澄んでいた。

ぎんは、父親の反対を押しきって松本万年に師事し漢学を学んだ。松本は、その頭脳の良さに感嘆した。

しかし、父綾三郎は、ぎんに平凡な女としての道をたどらせたかった。そのため、ぎんの姉の友子が神官の野口家に嫁すると同時に、ぎんをそうそうに嫁がせる意志をかためた。

ぎんの美貌は、近在に知れわたっていて、たちまち近くの旧家から縁談が持ちこまれた。十六歳のぎんは、結婚することをいやがった。しかし、相手の家の格式も高く父親は願ってもない縁談として、強引にぎんを納得させた。

ぎんは、家を出てその旧家に嫁いでいった。しかし、その時から彼女の苦難にみちた生活がはじまった。

夫となった男は、遊蕩児だった。多額の金銭をふところに家を出ると、帰らぬ夜がつづく。少女らしさのぬけぬ新妻の淡泊な体に飽きたりないかれは、技巧にたけ熟れきった肉体をもつ遊里の女と接することを好んだ。

それでも夫は家にもどると、夜、身をかたくした妻にのしかかってくる。その荒々しい行為は、ぎんに苦痛と恐怖をあたえた。ぎんは、そうした生活に必死に堪えた。いったん嫁した者は、たとえどのような苦しみを味わっても生家にもどることができないことを覚悟していた。

やがて、決定的な悲劇がぎんをおとずれた。遊里で夫の背負いこんできた悪質の淋菌が、彼女の体を蝕んだ。

ぎんは、不快な痛みに悶え、自然と夫に口をきくこともなくなり、ただ涙ぐむ日が多くなった。

そうしたぎんに婚家は、無惨な処置をとった。黙しがちの嫁、たえず泣いている嫁であるぎんに精神異常者の名を押しつけ、嫁として不適格だという口実から、ぎんを叩き出すように追い出した。

ぎんは、仲人に引きとられ生家にもどされた。結婚後二年目で、彼女は十八歳になっていた。

いまわしい病気を背負い、体も痩せこけた娘の姿に、父は呆然とし母は嘆き悲しんだ。ぎんは、生家の一室に病身を横たえたが、近隣の者はぎんが精神病で婚家先を出されたと噂し合った。ぎんの生家では、性病をうつされた故だと弁明することもならず、家の中には暗い空気がよどんだ。

両親は、そうした近隣の者の冷たい目を避けるための方法として、ともかくぎんを家からはなれさせることを思い立った。淋病の治療のためにも、東京の病院に入院させることが得策だと判断し、人眼にふれぬように家の裏口から、下男を付き添わせてぎんを出立させたのだ。

……ぎんは、身じまいをととのえると、よろめくように土手へ上った。

土手下の畠のかたわらに坐っていた下男が、ぎんに呼ばれて立ち上った。ぎんは羞恥で顔をゆがめた。

やがて、ぎんは下男とともに土手の上を再び歩き出した。

ぎんの髪が、風に吹かれて乱れた。彼女は、その都度細い指先でほつれ毛をかき上げた。

二

東京に出たぎんは、順天堂病院に入院した。

彼女にとって身のすくむような日々がはじまった。医師はむろん男性で、ぎんはいまわしい炎症におかされた下腹部を異性の眼にさらすことが恥ずかしくてならなかった。それは、病気に対する苦痛にも増した屈辱感となってぎんを苦しめた。

特効薬もない淋病に、根治ということは望めなかった。彼女は、暗澹とした日々を送った。しかし、ぎんは、不運な境遇を必死に堪えた。

長い病院生活だった。やがて病状もようやく好転し、入院してから二年後に退院の許可を得ることができた。

二年間の悲惨な結婚生活、それにつづく二年間の淋病患者としての暗い病院生活、ことに膿のにじみ出る下腹部を男性の眼にさらさねばならなかった月日は、彼女に大きな精神的打撃をあたえた。

性病で苦しむ女性は、数多い。それらの同性が、自分と同じような羞恥と屈辱感にさいなまれていることを思うと、ぎんは苛立ちを感じた。

もしも治療にあたる医師が女性であったなら、患者の精神的苦痛はかなりいやされるにちがいない。しかし、正式に医師の資格をもつ女性は一人もいない。

……ぎんは、医師になることを決意した。

ぎんは、郷里にもどった。彼女は、二年前泣きながら郷里を出たぎんとは別の女になっていた。苦悶の日々が、ぎんを強靱な女に変貌させていたのだ。

彼女は、病気の治療をつづけながら、結婚前に師事した松本万年のもとに通って漢学の研鑽に再びつとめるようになった。

明治維新によって、わずかながらも女性の教育が必要だという気運もきざしていた。そのあらわれの一つとして、アメリカへの女子留学生の派遣があった。

それは、吉益亮子（十五歳）、上田貞子（十五歳）、山川捨松（十二歳）、永井繁子（九歳）、津田梅子（八歳）の五名の少女で、全権大使岩倉具視、大久保利通、木戸孝允らの使節とともに明治四年十一月、アメリカへと旅立ったのである。

女性の学問はむしろ害があるとされていた時代に、女子留学生の派遣は画期的なものであった。

そうした新しい気運は、ぎんを刺戟し、医学を修めるため上京の機会をねらった。しかし、周囲の者たちは、ぎんの出京に反対した。学問をするよりは、女として幸せをつかむべきだというのだ。

そうした空気の中で、近くの熊谷に仮住いしていた女流画家奥原晴湖は、ぎんの才能を高く評価し学問の道に入るよう激励した。

ぎんは、それに力を得て遂に明治六年晴湖に伴われて上京した。ぎん、二十三歳の折であった。

ぎんは、国学者井上頼圀《よりくに》の門をたたいた。井上は、皇漢医でもあって、他の医学機関では女子の入学も難しかったので、とりあえず井上の門に入ったのである。

ぎんは熱心に学問にはげみ、その才能の豊かさは広く知られるようになった。

ぎんの容姿は、人々の眼をそば立たせた。病いも癒えた彼女の顔の色艶は増した。ことにその眼は美しく澄み、端麗な容姿は人々の噂にのぼった。

そうしたぎんに、いつの間にか師の井上頼圀は特殊な感情をいだくようになっていた。妻と死別していたかれは、才能に恵まれた美しいぎんを後妻にしたいと痛切に願うようになっていた。

井上は、或る日ぎんに自分の胸中を訴えた。

しかし、結婚生活の苦しみを味わったぎんは、井上に身をゆだねる気には到底なれなかった。男に対する恐怖がいつの間にか憎悪ともなっていて、再婚することがおそろしかったのだ。

たまたま、ぎんのもとに、甲府で子女教育に専念している内藤満寿子から、その経営する私塾の教師として赴任して欲しいという申し出があった。

その招きは、ぎんにとって願ってもないことであった。師の井上から離れる良い機会だと思った。

明治七年夏、ぎんは井上のもとを辞し甲府へおもむいて、一年間教鞭をとった後、勉学にはげみたいという願いにかられて再び東京へもどった。

その年、女性教師を育成するのを目的とした東京女子師範学校が開校した。その学校には、ぎんが郷里にあって師事した松本万年の息女松本荻江が教鞭をとっていたこともあって、ぎんは第一期生として入学した。

その折入学した女子は八十名であったが、四年後の卒業期にはわずかに十五名に激減していた。在学中に結婚する者が続出したことが原因で、社会の一般通念では女子には学問よりも家庭人であることが強く求められていたのだ。

その後、同校への入学志望者は少く、当時の川柳に、

〝女子師範　さて縁遠い顔ばかり〟

と揶揄されたように、女子の修学は軽視されていた。

ぎんは、明治十二年女子師範学校を卒業した。二十九歳であった。

その卒業式の日、幹事の永井久一郎教授は、十五名の卒業生一人一人に対して将来の志望をただした。ぎんは、永井教授に「医学を修めとうございます」と、真剣な表情で答えた。

永井は、表情をくもらせた。明治維新以来女子の学問修業の気運は急にたかまってきてはいるが、女子が医師となったという前例は全くない。ぎんの志望には多くの障害が予想された。

しかし、ぎんの意志がすこぶる固いものであることを知った永井は、医学界の権威者の一人である陸軍医監石黒忠悳子爵へ紹介の労をとった。

ぎんは、すぐに石黒をおとずれた。

ぎんは、女子師範を卒業したが医学を修めたいと述べ、その是非について意見を請うた。石黒は女性には女性だけのもつ長所もあるから、それを医学に使用することは好ましいことだ、とぎんの志望に賛成した。

ぎんは、満足して石黒のもとを辞した。彼女の医師を志す気持は一層つのり、再び石黒を訪れると、

「医学校を御紹介していただきとうございます」

と、懇願した。

石黒は、快く承諾した。しかし、私立の医学校を二、三あたってみたが、

「女子は御辞退申し上げたい」

という返事ばかりであった。

その最大の理由は、女子を入学させた前例がないということで、また「男女七歳にして席を同じゅうせず」式の、男子学生の中に女子をまじえることは、風紀上好ましくないと判断したのだ。むろん、その根底には、女子を卑しむ態度もひそんでいた。

石黒はそれらの冷たい返事に当惑したが、ようやく下谷練塀町に好寿院という医学校を経営している高階経徳に頼みこんで、ぎんの入学を許可してもらった。

ぎんは一心に勉学にはげみ、明治十五年、好寿院前期の課程も修了した。

この三年間のぎんの生活は、苦痛にみちたものだった。勉学以外に学費と生活費が、ぎんの肩に重くのしかかった。彼女は、豪商の高島嘉右衛門その他の良家の子女の家庭教師をつとめ、毎日学校通いと家庭教師の勤めをつづけた。

父はすでに亡く、兄たちは彼女の医学修業に冷淡だった。わずかに神官野口家に嫁した姉友子が、時折金銭を送ってくれたが、郷里から十分な援助を受けることは期待できなくなっていた。

それに、性病の余波が残っていたのか、ぎんは病弱だった。そうした彼女にとって、男子学生とまじって勉学し、その上学費と生活費を得るため働かねばならぬことは大きな苦痛だった。

ぎんは、医師開業試験を受ける準備をはじめ、内務省に願書を提出した。しかし、願書は返却された。その理由は、女子に試験を受けさせることも開業を許可したことも前例がないからということであった。

ぎんは、それを不服として再び願書を提出したが、前回と同じように拒否された。

周囲の者たちは、ぎんに冷笑を浴びせかけた。女の身でありながら分不相応の望みを抱いた当然の報いだ、と嘲笑した。

ぎんは、それまでの努力が全く無に帰してしまったことを知った。

その折のことを、ぎんはこんな風に書き残している。

……願書は再び呈して再び却下されたり。思ふに予は生れきてより斯《か》くの如く窮せしことはあらざりき。恐らくは今後もあらざるべし。時方《まさ》に孟秋の暮つ方、籬落の菊花綾を布き、万朶の梢錦をまとふの時、天寒く霜気瓦を圧すれども誰に向てか衣の薄きを訴へん。

満月秋風独り悵然として高丘に上れば、烟は都下幾万の家ににぎはへども、予が為に一飯を供するなし。

……親戚朋友嘲罵は此際一度び予に向つて湧ぬ、進退是れ谷《きわ》まり百術総て尽きぬ。肉落ち骨枯れて心神いよいよ激昂す。見ずや中流一岩の起つあるは、却て是れ怒濤盤渦を捲かしむるのしろなるを。

すでにぎんは、男まさりの女学徒となっていた。男子にまじって勉学し、生活の苦しみと闘いつづける意志の強い女性であった。

ぎんは、悶々として日々をすごした。一年がたち、二年がたった。彼女は、やむなく群馬県の松本元祖という医家に身を寄せて代診をつとめたりしていた。

その頃彼女は、外国へ医学修業のためにおもむこうとひそかに考えるようになっていた。

医師免許規則によると、医師の資格を得る方法として第四条に、

「外国ノ大学医学部若《もし》クハ医学校ニ於テ卒業シタル者或ハ外国ニ於テ医術開業免許ヲ得タル者、其卒業証書ヲ以テ開業免状ヲ得ンコトヲ願イ出ヅルトキハ、内務卿ハ其証書ヲ審査シ試験ヲ要セズシテ免状ヲ付与スルコトアルベシ」

という記述がみられる。彼女の場合も、外国の医学校を卒業すれば自動的に免許を受け

ることができるようになる。

しかし、彼女には、それに要する費用を捻出することなど思いも及ばなかった。そのため、彼女は、再び気持をふるい立たせて内務省に開業試験を受けたいという嘆願書を出したりした。

ぎんは、家庭教師に通っていた豪商高島嘉右衛門にその苦衷を訴えた。ぎんの立場に同情した高島は、衛生局長長与専斎にぎんを紹介し、ぎんは長与を訪れて受験許可を懇願した。

またぎんは、石黒忠悳にも協力を求めた。石黒は、ぎんに医学修業をすすめた責任もあるので、二、三日後に衛生局へ行って局長の長与専斎に頼みこんだ。

しかし、長与は、

「女は困る」

と、答えた。

石黒は、立腹した。

「医師開業試験規則に、女は受験資格なしという一条でもあるというのですか。ないではありませんか。無い以上は女子にも受験させ、合格すれば開業免許を付与するのが当然でしょう。あなたの言うようにもしも女は困るというのなら、女は医者になる可からずという一条を設けなければ理屈に合わぬ」
と、長与に迫った。

長与は、当惑したように口をつぐんだ。

その後、石黒は、再三衛生局へ足を運んだ。長与の立場も苦しく、周囲の者をしきりに説得した。その結果、ようやく女性にも医術開業試験を受ける許可をあたえることになった。

この間の事情については明治十六年一月二十三日付の「朝野新聞」に、

「婦人ハ是迄産婆ノ外、医師及ビ製薬ノ免許ナカリシガ、其術ニ熟達ノモノハ、試験ノ上、男子同様許可セント、目下其筋ニ於テ協議中ナリトキク」

という記事がみられる。

ぎんは、歓びで涙をあふれさせた。長年の苦労が実を結んだのだ。

明治十七年九月、荻野ぎんは医術開業試験の前期試験を受けた。課目は、物理、化学、生理、解剖で、受験生は、木村秀子、松浦さと子、岡田みす子とぎんの四名であったが、試験の結果は、ぎんだけが合格した。

ぎんは、後期試験にそなえて勉学にはげみ、翌十八年三月におこなわれた後期試験（課目・内科、外科、産科、婦人科、眼科、薬理衛生、細菌）にも合格し、遂に女性の医術開業免許を得た。……ぎんは三十五歳であった。

三

ぎんは、明治十八年三月試験合格後、東京本郷三組町に荻野医院を開業した。

日本最初の女医生る……という事実を新聞、雑誌は華々しく書き立てた。物珍しさも多分にあって患者が押しかけ、荻野医院はにぎわった。

やがて、狭い医院では患者を処理しきれず、その後下谷西黒門町に居を移した。

その頃、郷里の母が死去した。

ぎんは、嘆き悲しんだ。

父の死は、ぎんが淋病治療のため順天堂病院に入院していた折であった。その時から母は、未亡人としてひっそりと暮し、ぎんの学問修業を非難する家人の中で、じっとぎんの姿を見守りつづけてきた。

淋病を背負って婚家を出されてきたぎんの身を嘆き悲しんだ母は、その後学問に打ちこむぎんに女の哀しみをみていたにちがいない。

しかし、ぎんには、いつまでも悲しみにひたっているゆとりはなかった。患者の診療に休む間もなく、また女医としてのぎんは女流名士となっていて、その名声をしたって数人の女医生が寄食するようにもなっていた。

またぎんは、社会運動にも強い関心をいだくようになっていた。医院開業の前年、京橋新富町の新富座でキリスト教大演説会の講話に感動したぎんは、やがて本郷教会で牧師海老名弾正から洗礼をうけた。

その頃、矢島楫子らの主唱によって基督教婦人矯風会が結成された。その活動目的は、婦人の地位向上と風俗改善であった。

ぎんは、この会の結成趣旨に強い共感をいだいた。夫から淋病をうつされた不幸な結婚、無残な離婚、そして医術開業試験の受験もこばまれたぎんの前半生は、女性の地位の低さ故の悲劇であった。

同じ人間として、男性とははるかにへだたった不当な扱いに甘んじている女性の立場が、彼女にとっては腹立たしくてならなかった。

明治維新後、封建主義は崩壊し、男尊女卑の風潮も改善されてはきている。しかし旧来の思想は依然として強靱に根をはり、女性の地位は依然として低い。そうした悪弊を打破しようという目的をもって創設された基督教婦人矯風会は、ぎんにとって魅力にみちたものに思われた。

彼女は、会が結成されると同時に入会した。日本初の女医である彼女は、女性として最高の知識人でもあって、入会後、すぐに風俗部長として会の首脳部に加えられた。

荻野ぎんは、女医としても社会運動家としても、とみにその名声は高まった。

ことに女医として女性に医師としての道をひらいた功績は大きく、ぎんが開業試験に合格した翌々年の明治二十年には、生沢クノ、高橋瑞子、本多銈子の三人の女医が生れ、明治二十二年には采睪房栄、深萱むね、設楽リウ、さらに翌明治二十三年には間宮八重、村上いわおが医師としての資格を得た。

また著名な女医の吉岡弥生は、明治二十五年に合格し十七番目の女医になっている。

ぎんの存在は、華やかな光彩につつまれていた。彼女は大日本婦人衛生会幹事にも就任し、明治女学校の生理衛生担当教師となり、同校の校医ともなった。

彼女の後半生は、平穏な恵まれた日々が約束されていた。しかし、彼女の生きる道は、大きく屈折した。

ぎんは、一人の男性を知った。それは志方之善という、ぎんとは十四歳も年下の無名の青年牧師であった。

ぎんに志方を紹介したのは、徳富蘇峰、蘆花兄弟の姉である大久保慎次郎夫人であった。ぎんと志方は、最初の邂逅からたちまち意気投合し、熱心に新思想について語り合った。

情熱家であった若い志方は、ぎんに愛情を感じ、ぎんの心も大きく動いた。

ぎんは、すでに四十歳になっていた。十八歳の折に婚家先を追われてから、男を意識的に忌避してきたが、志方にめぐり会った瞬間から、ぎんは女として生きはじめた。長い歳月自己に厳しいかせをはめつづけてきただけに、ぎんの志方に対する恋情は激しく燃え上った。

明治二十三年夏、志方は夏季伝道のため秩父を巡回する途中下谷のぎんの家に泊った。ぎんは、寄食している女医生の眼も忘れたように感情をたかぶらせ、志方もぎんに熱っぽい眼をそそぎつづけた。

その夜、ぎんは、若い志方に激しく抱かれた。四十歳の女としての情欲がその体にみちあふれ、初めて女としての歓喜に身をもだえた。

ぎんと志方は、結婚をねがった。

しかし、周囲の者たちは、ぎんが二十六歳の志方と結ばれることに強く反対した。大久保慎次郎すらも、媒酌人を引き受けることを拒否した。また、ぎんに洗礼を与えた海老名弾正牧師も、熊本から結婚に不賛成の旨を伝えてきた。

その理由は、まずぎんと志方が知識の上でも人物の上でも余りにも差があるということだった。むろん年齢の差が、将来に暗い翳を落すことに対する危惧も大きかった。

やむなく二人は、熊本県山鹿町の志方の生家で簡素な式をあげた。

ぎんの容姿には、すでに若い頃の美しさは失われていた。医学の修業、医術開業試験の資格獲得運動などで苦難をなめ、さらに社会運動への参画もあって女として必死に生きてきたぎんの容貌には、常人よりも老いが早く訪れていた。

周囲の者が反対したのは、そうしたぎんが若い志方から捨てられることを危うんだものであった。

二人は、志方の郷里にとどまった。ぎんは医師として、志方は牧師としてその地に永住するつもりであったが、新しい思想をもつぎんと志方の言動は、周囲の者たちと摩擦を生じがちで、二人は再び東京へ追われるように舞いもどった。

ぎんが志方と結婚した翌年、政府は、北海道後志《しりべし》国利別《としべつ》原野の広大な土地を開墾する者を募集した。

志方は、北海道にキリスト教徒による理想郷を建設しようとくわだて、明治二十四年五月、丸山要次郎とともにまず中焼野というところに入植した。

その地は全くの未開地で、開墾はきわめて難しく、越冬の見込みも立たず、やむなく志方たちは丸山一人を残していったんその地を去り、翌二十五年春再び入植した。

志方らは、その地をインマヌエル（慰満奴恵留村）と命名し、キリスト教徒の新天地と称した。

ぎんは、夫の志方を追って明治二十七年六月、東京をたってインマヌエルに入った。彼女は医師としてではなく、一人のキリスト信徒としてその地に身を埋めようと覚悟したのだ。

しかし、夏は蚊や蛇の群におそわれ、天災も相つぎ、倒れる者が続出した。そうした悪条件にさらに信徒間の精神的あつれきが重なって、ぎんは、志方と幼い養女トミとともにインマヌエルを去らねばならなかった。その後、瀬棚町におもむき、ぎんは会津町に呉服商池田某の貸家を借り受けて医院をひらき、志方の伝道事業をたすけた。

しかし、荻野医院に患者の訪れは稀だった。夫の志方と行動をともにしたぎんは、いつの間にか他の男の医師のように新しい医学知識にふれる機会から遠去かっていたのだ。

自然に、家計は貧窮状態におちいった。

そうした貧しさと医師としての自信もうすれたぎんは、淋しさをまぎらわすように、瀬棚町の夫人たちを集めて婦人会を結成した。自らは会長となって、若い会員たちに繃帯の巻き方を教えたりした。

ぎんは、北の果ての町で朽ちる気にはなれず、札幌での開業をくわだてた。しかし、医学の現状を知っている有力者は、ぎんの開業に不賛成だった。すでに札幌にも新しい医学を修めた男の医師が数多く医院を開き、ぎんの割り込む余地はなくなっていた。ぎんの医師としての知識は、時代の流れから遠く取り残されていた。

　ぎんの身に、大きな不幸がふりかかった。伝道のために苦闘していた夫の志方が、明治三十八年九月二十三日に病死したのである。

　ぎんは、余生を瀬棚町で送りたかった。しかし、近隣の者たちは、医師として人気のないぎんに冷たかった。

　彼女は、養女トミと侘しげな生活をつづけていたが、周囲の冷淡な眼にたえきれず明治四十一年十一月、追い立てられるように瀬棚を去った。

　ぎんは、すでに五十八歳になっていた。ぎんは、室蘭から船に乗って東京へたどりつくと、本所区小梅町に小さな医院をひらいた。

　すでに津田梅子は女子英学塾を、吉岡弥生は東京女子医学校を創設、ぎんの後から医師免状をとった女医たちは医家としても知識人としても華々しい光を浴びていた。そうした女性の中で、ぎんは稀にしか訪れぬ患者に細々とした治療に当っていた。

　大正二年五月二十三日、ぎんは突然、脳溢血で倒れ、一ヵ月後の六月二十三日死去した。墓は東京の雑司ヶ谷霊園に姉野口友子が立て、碑面には「女医荻野吟子之墓」と刻まれている。

高木兼寛

一

明治十五年七月二十三日夜、朝鮮の漢城市内に突然銃砲声がとどろき、随所に赤々と火の手があがった。

壬午《じんご》の変（朝鮮事変）が勃発したのである。

事変の原因は、朝鮮国王を擁する革新派と王の父大院君のひきいる保守派とのはげしい対立で、さらに保守派は清国に、革新派は日本にそれぞれ依存していることが、一層その内戦を複雑なものにしていた。そして、日本からは、革新派の要請によって堀本礼造陸軍中尉らが、軍制改革の任を託されて兵士の訓練にあたっていた。

たまたま革新派の重要人物の一人が、私腹をこやすため兵士の食糧を横領していた。その事実の露見によって、漢城の鎮兵五千余人が憤激し、保守派の統率者大院君にその実状を訴えた。革新派の勢力増大に神経をいらだたせていた大院君は、この兵たちの憤りを利用して政権掌握の機をつかもうと、兵をそそのかして革新派に対する一斉攻撃を命じた。

そのため興奮した鎮兵二百余名は、王宮になだれこんで王、王子を捕え、それにつづいて大院君も宮中にはいって政権樹立を宣言し、さらに兵士たちを煽動して革新派勢力の一掃をくわだてた。

兵とそれに加わった暴民約二千名は、革新派を支持している日本人に対してもその攻撃の鉾先をむけ、まず教練指導をおこなっていた堀本中尉以下七人を惨殺した後、大挙して日本公使館を襲った。

日本公使花房義質《よしもと》は、二十七名の館員と七時間にわたって防戦につとめたが、公使館の建物に火が放たれたので日本刀をふるって辛うじて脱出、仁川にのがれた。が、そこでも暴徒に襲われて四名が殺害されたので、小舟に乗って海に出、ようやくイギリス測量船フライング・フィッシュ号に収容され、長崎に帰って変を政府につたえた。

日本政府は、ただちに日本人在留民の保護のため陸兵二中隊を送りこむとともに、海軍少将仁礼景範指揮のもとに「金剛」（二、二四八トン）、「日進」（一、四六八トン）、「天城」（九三六トン）の三艦を急派、回航してきた「比叡」（二、二四八トン）等とともに済物浦《さいもっぽ》に集結した。

しかし、そこには、保守派の大院君を支持する清国の軍艦「定遠」「鎮遠」ほか一隻が、名提督丁汝昌にひきいられて待機していた。

「定遠」「鎮遠」は、ともに七、三三五トン、三〇・五センチ主砲四門をもつ世界有数の巨艦で、日本軍艦とは比較にならぬほどの威容をほこっていた。朝鮮内乱の推移によっては、すぐにでも日本軍艦に巨弾をうちこめるよう態勢をかため、「金剛」以下の日本軍艦もそれに応ずる準備をととのえていた。

しかし、清国側には気づかれなかったが、日本の軍艦内には戦慄すべき事態が発生していた。各艦の水兵の多くが脚気病にかかっていて、ことに「比叡」の罹病率はたかく、おびただしい患者が艦内に寝ころがっていて到底戦闘をおこなえるような状態にはなかった。そうした事態に驚愕した海軍首脳部は、戦争の発生にそなえて品川沖に待機していた日本最大の軍艦「扶桑」(三、七一七トン)にいつでも出撃できるよう準備を命じた。

しかし、「扶桑」艦内でも、乗組員三百九名のうち実に百八十余名の者が脚気病にかかり、戦闘に従事できる健康な者はわずかに百余名で、到底朝鮮へ出動できる状態ではなかった。

海軍首脳者たちは、慄然として事態の推移を見守った。

幸い日清両海軍の間に交戦はなく事変も終了したが、脚気病の多発は、深刻な課題となった。

しかし、海軍部内では、すでに脚気病に対してその研究に専念している者がいた。それは、海軍医務局副長高木《たかき》兼寛《かねひろ》であったが、かれのすぐれた研究も多くの障害にはばまれ、実行に移されるには程遠い苦難の道であった。

二

高木兼寛は、嘉永二年日向国東諸県郡（宮崎県高岡町）白土坂に生れた。幼名は藤四郎。

十三歳の折に医学を志し、鹿児島に出て医師石神良策の門に入った。

その頃、日本は明治維新を目前に大きく揺れ動いていた。ペリーのひきいる黒船が人々を恐怖におとし入れ、さらに生麦事件、薩英戦争と兼寛のぞくする薩摩藩も相つぐ危機にさらされていた。

兼寛は明治元年六月、鹿児島九番隊付の二十歳の軍医として戊辰の役に加わり、東北征討軍とともに遠く会津若松の戦場におもむいた。

しかし、この戦争に参加した兼寛は、医師としてはげしい衝撃をうけた。各藩の医者の大半は漢方医で治療が拙劣であり、それに比して西洋医学を身につけた軍医たちは豊かな医学知識と技術をもって治療にあたっていた。

医師として無力であることを恥しく思った兼寛は、西洋医学を修めねばならぬと思い、帰国後細々と貯えておいた十三両二分の金をふところに、鹿児島へ出ると開成学校へ入学した。

やがて医学校の校長としてイギリス人医師ウイリスが赴任してきた。ウイリスは、明治維新政府にその業績を高く買われてイギリス医学の採用をうながす気運をたかめたが、相《さが》良《ら》知《ち》安《あん》、岩佐純の強い反対でドイツ医学が採用されたため、西郷隆盛の推薦で鹿児島へやってきたのである。

高木兼寛の将来は、ウイリスからイギリス医学と英語を教えられたことによってはっきりと方向づけられた。

やがて、旧師の石神良策が海軍に入って海軍軍医部の最高責任者となり、兼寛は招かれて上京し、明治五年四月十五日付で海軍省九等出仕となった。

それから三年後の明治八年、兼寛は石神の助力を得てイギリスに留学することになった。六月十三日、兼寛は横浜を出発し、四ヵ月の船旅の後にロンドンにつき、セント・トーマス病院医学校に入学した。

それから五年間かれはその地に滞在したが、学業成績は群をぬいたもので、外科、内科解剖試験一等賞をはじめイギリス医師最大の栄誉であるフェローシップ・ディプロマを受けたほどであった。

兼寛は、明治十三年五月、同校を卒業後、その年の十一月に帰国した。年齢は、三十二歳になっていた。

かれは、故国の空気をなつかしむいともなくただちに積極的な活動をはじめ、自分の得た知識をひろくつたえるため民間医学研究団体を起し、さらに明治十五年七月には東京海軍病院長をへて海軍医務局副長に就任し、海軍医学界の中心人物の一人となった。

すでに帰朝以来兼寛は、海軍内に多発する恐るべき脚気病に大きな関心を寄せていた。かれは、明治五年から十一年の間に海軍軍人千五百五十二人のうち、一年間に延六千三百四十八人の脚気患者を出している事実に唖然とした。つまり一人が、年に四回も治療を必要とする脚気病に見舞われていることを知った。

かれは、海軍軍医としてまた一医師としても、海軍の将兵のみならず日本人の多くを苦しめている脚気病の予防に、全精力をかたむけることを決意するようになった。かれが採用した脚気病の原因探究方法は、当時としては画期的ともいうべき生活環境に眼を向けたことであった。

そうした考え方にもとづいてかれは、まず各艦の脚気病罹病率に差のあることに気づき、そこからなにか手がかりをつかめはしないかと思った。生活環境を衣・食・住の別にわけ、脚気病との関係を徹底的に探究しはじめた。

初めに衣についての調査に手をつけたが、これは各艦とも海軍規則によって衣服、靴、帽子、靴下など一定のものが乗組員にも支給されているのでそこに問題点は見出せなかった。

次にかれは、住についての調査をはじめた。各艦船の大きさはまちまちで、さらに広い部屋に住む者、狭い部屋に住む者と千差万別である。

兼寛は、その住の容積の点から有力な手がかりを見出すことができるだろうと、鋭意その調査にとりくんだ。

しかし、調査をすすめてゆくにつれて、住の点からはなんの解答も得られないことを知るようになった。せまい容積しかない艦船でも、脚気病患者が多発しているような気配はなく、むしろ広い容積をもつ艦船に患者が多いような傾向もある。つまり、原因は、住とは無関係だと認めざるを得なかった。

また、気温との関係についても、多くの資料が収集された。

その一例として、北海道への航海をおこなった或る軍艦の行動表をみると、航海日数四十四日、函館、厚岸、根室等に碇泊していた日数九十日、つまり百三十四日間にやはり脚気病患者五十三名が発生し、そのうち実に四十九名が死亡していた。

この悲惨な事故について、ことに気温の点から検討してみると、脚気病患者が多発したのは、航海中の九月中旬から十月中旬までの気候の良好な期間で、その事実からも脚気の発病は寒暑に関係のないことがあきらかになった。

　これを裏づける例は数多く、兼寛は他に病気の原因があると判断した。

　やがて、航海をした数多くの艦の行動についてしらべているうちに、兼寛は、思いがけない大発見をした。

　それは、まず軍艦「筑波」（一、九七八トン）の海外への練習航海の調査によって発見された。

「筑波」の航海は、十六年前の万延元年に木村摂津守、勝麟太郎（海舟）ら遣米使節をのせた「咸臨丸」（約二五〇トン）につぐわが国の軍艦による第二次アメリカ訪問で、明治八年十一月六日品川沖を発し、アメリカ西海岸に達した後に翌九年四月十四日に帰国した。

　この百六十日間にわたる航海中、「筑波」はサンフランシスコ港にも碇泊したが、不思議とその碇泊中に脚気病患者の発生は皆無で、帰途の航海に入ると急増している事実があきらかになった。

　また同じく「筑波」が、明治十一年一月十七日、濠州へ練習航海の旅に出たが、シドニーに碇泊中は脚気病患者は少く帰航の途中から患者がふえ、乗員百四十六名中四十七名の患者を出して横浜着後入院したという事実もわかった。

兼寛は、ようやく前途に光明を見出したような喜びをおぼえた。

かれは、この「筑波」による二航海の経験から脚気病は海軍の食事にこそ原因がありそうだと思った。つまり外国の港に碇泊している間は、そこで得た洋食を食べている関係で、患者の発生もみなかったのだろうと推定したのだ。

兼寛は、これに勇気を得、食糧に焦点をしぼって研究を開始した。

まずそれを裏づけるため、海軍ではどのような階級の者に患者が多いかを将校、下士、兵卒、囚人を対象にしらべてみると、囚人に最も多く、兵卒、下士と漸減して将校になるとほとんど見当らないことがあきらかになった。

囚人にあたえられる食事の費用は普通の兵の半分で、階級の上位の者に患者が少いことは食事の質が重要な影響をもつ証拠と思われた。

かれは、脚気病の原因は、食物の内容にあるという確信を一層深め、ただちに食糧改善にのり出した。が、その前に大きく立ちはだかったのは、食費問題であった。

明治五年海軍省が創設されてから兵の食費は一日十八銭で、米六合（十二銭相当）と副食物六銭相当があたえられるよう定められていた。しかし、実際は食費を十銭程度として、八銭を月末にまとめて兵たちに還元してやる風習があった。

これに対して兼寛は、十八銭に相当する食物を給与すべきであると主張したが、海軍首脳者の中には、そのような食物にまつわる改革は、各国でその例もみられるように水兵の暴動をもひき起す危険があるといって強硬に反対する者が多かった。

兼寛は、厚い壁に突き当った。かたくなな武人の多い海軍部内では、医師である兼寛が軍の慣習の改革を唱えることに感情的な反撥をしめす空気も強かった。

かれは、途方にくれた。

しかし、たまたま朝鮮の漢城に発生した壬午事変は、必然的に、かれに幸いする結果をもたらした。もしも清国海軍の「定遠」「鎮遠」との間に砲火が交えられれば、脚気病におかされて戦力を失っていた日本海軍はたちまちその前に屈していたかもしれなかった。

その戦慄すべき事態に、ようやく海軍部内では脚気病に対する予防措置を熱望する声がたかまった。

三

高木兼寛は、壬午事変後、海軍卿（海軍大臣）川村純義中将に対し「脚気病予防の議に就き上申」という書類を提出し、その対策に海軍のみならず政府も大きな関心をはらうべきだと主張した。

しかし、兼寛の強硬な意見に反対する上司は依然として多く、忍耐の限界を越えた兼寛は、上司を無視して有栖川宮威仁《たけひと》親王に直訴し、明治天皇への奏上方を熱心に懇請した。かれの異例ともいうべき申出では幸い聴きいれられて、壬午事変終結後三ヵ月たった明治十五年十一月二十九日に、川村海軍卿とともに赤坂御所に参内した。兼寛は、この機をのがすまいと必死になって脚気病の恐しさと、それが国家の安泰に重大な危機をあたえること、そして各種の実例をあげて食糧改善の必要性を力説した。

しかし、そうした努力にもかかわらず、海軍部内の兼寛に対する態度は冷淡だった。海軍卿に上申した意見も、ほとんど黙殺された形で放置されたままになった。

そうした間にも、かれは脚気病の原因を考究するため、各艦船に依頼して献立表を提出させ、それを科学的に分析してみた。その結果、献立表の食事内容は窒素一、炭素二十八の割合で、当時衛生医学者としてすぐれた業績をもつパークスの発表した標準食の窒素一、炭素十五の率とは大きな差があることを知った。つまり白米を多く食べる傾向の強い海軍の食事は、含水炭素の率が不必要に多く、それと対照的に蛋白質の摂取量がきわめて少いことが判明した。

兼寛は、欧米人に脚気病患者が少いのは、パークスの唱える標準食の含有率でもわかるように蛋白質の摂取量が多いためだと推定し、脚気病を予防する最善の方法は、兵の食事をパン、ビスケット、肉、野菜を中心とした洋食に変えるべきだという結論に達した。

兼寛は、早速脚気病予防会議にこの案を提出したが、それもたちまちはげしい反対にあった。日本人は米飯になじんでいて、その体もそれに適応している。それなのに生活環境もちがう欧米人の口にする洋食などは、体そのものが受けつけないというのだ。

兼寛は失望したが、試みに病人を利用して実験してみるべきだと主張した。その結果かれの熱意にみちた主張に屈して、反対者もやむなくその実験をおこなうことに同意した。

かれは、高輪海軍病院の脚気病入院患者十名を五名ずつの二グループに分け一方には洋食、他方には日本食を改良したものをあたえた。その結果は、洋食グループが短時日の間に快方にむかって退院したのにくらべて、日本食グループの者は治療程度が芳しくなく、結局兼寛の意見が正しいことが立証された。

しかし、兼寛の念願とする食糧改善の前途には、さらに大きな障害が横たわっていた。それは、食糧改善を果すためのおびただしい支出の膨張であった。

兼寛が高輪海軍病院で実験用にあたえた食事の一日の費用は、洋食が三十九銭一厘、改良日本食が三十三銭一厘とそれまでの一日の食費の二倍を越える額であった。それを採用することは、むろん海軍軍事予算の増大をうながす大問題であった。

食糧改善に批判的であった者たちは、一斉に兼寛の改革論が理想論に堕したものだと非難の声を浴びせかけ、兼寛はたちまち孤立状態に追いこまれた。

兼寛の主張は、依然として実行に移されず、各艦の食糧は兵一日十八銭の食費のうち十銭が食費にあてられるだけで、残りの八銭は兵にもどされ、兵たちもそれらの金を貯蓄することに汲々としていた。

一日の食費は士官が四十銭、上長官八十銭、将官一円二十銭に比して下士卒（兵）が十八銭であり、しかも、兵の食費の四十パーセントが還元されているので、兵のとる食事の質は士官以上のものとは比較にならぬほどの粗末なものであった。

兼寛は、国防のためにもその主戦力となる兵を脚気病から救わねばならぬと思った。しかし、その弊風は深く根をはっていて、かれ一人の力では打ち破ることはできなかった。

不幸な事故ではあったが、結果的には兼寛に幸いする事故が起った。

その前年の十二月、軍艦「龍驤」（二、五三〇トン）は、濠州南米への練習航海に出航し、南米西岸を歴訪後ホノルル経由で九ヵ月後に品川沖へもどってきた。

その航海日数は二百七十二日であったが、「龍驤」からは「ビヤウシヤオホシ　カウカイデキヌ　カネオクレ（病者多し航海できぬ金送れ）」という悲痛な電報が海軍省に打電されてきた。

「龍驤」には三百七十名の乗組員がいたが、航海中に実に百六十九名の重症脚気患者が発生し、そのうち二十五名が死亡したのだ。

「龍驤」は、平生帆をはって航行していたが、乗組員が相ついで倒れたので、火力機関で航行しなければならなくなった。しかし火夫も脚気病におかされていたので、艦長以下の士官が火夫の代りにカマを焚いて、辛うじてホノルルに入港するという惨憺たる有様だった。休養のためにホノルルで一ヵ月も碇泊したが、その間にホノルルで積みこんだ肉、野菜を乗組員たちにあたえたところ脚気病患者のほとんどが元気をとりもどし、ようやく品川沖へもどってきたという。

この「龍驤」の練習航海の結果は、高木兼寛の主張をそのまま正当化する実験例となった。海軍部内でもようやく兼寛の意見に耳をかたむけるようになり、その年の十二月、海軍卿は、兼寛が一年も前に提出しておいた上申書を採用して、各艦に脚気病調査委員を置くことを許可した。

兼寛はこの機会をのがすまいとして、兵一日当り十八銭の食費全額を食糧にあてる運動を起し、翌明治十七年二月一日から実施させることに成功した。……それが艦船、営下士以下食糧給与概則の施行であった。

かれは、すでに医務局長という海軍軍医部門の最高責任者の地位についていたが、武人偏重の海軍部内での発言は弱かった。かれは含水炭素の多い米食を主とした食糧は脚気病の因になるとしてパン、肉類、野菜を主とした食糧の採用をすすめていたが、米食に親しんできた軍人たちは、容易に兼寛の進言に耳を傾けようとしない。苛立った兼寛は、さらに自分の主張の正しさを裏づけるため一種の人体実験をこころみることを決意した。

その頃海軍では、交代に軍艦が練習航海の目的で外国に派遣されていたが、次回の航海は「筑波」だという話がつたわってきた。

兼寛は、この「筑波」を利用して自分の年来主張してきた意見の正しさを立証しようと企てた。

まずそれには、多くの脚気病患者を出した「龍驤」と全く同じ条件で「筑波」を航海させてみなければならない。依然として脚気病の原因は、気温、湿度などに左右されるという意見も残っていたので、季節、日程、航路を寸分ちがわぬものにして「筑波」を航行させる必要があった。

兼寛は、その計画を実現させるため川村海軍卿に直談判し、「筑波」に白米を排した主食と肉、野菜を乗組員の食糧として積みこませたいと懇請した。

しかし、これに要する費用は五万円にも達し、年間三百万円の経費しかない海軍ではその捻出は不可能だ、と海軍卿は難色をしめした。しかし、兼寛は、日本の国防のためにもこの人体実験を実行する必要があると説いて、結局海軍卿からその代理人として大蔵省に直接交渉してもよいという許可をとった。

かれは、すぐに大蔵卿松方正義に願い出た。松方は、日頃から兼寛の業績に理解をしめしていたので、宮中顧問官伊藤博文の同意があれば考慮してもよいという返事を得た。

そこで兼寛は伊藤邸におもむいて、「筑波」による実験の重要性を力説し、遂に内閣会議に海軍卿と同道の上説明の機会をあたえるという言を得た。

兼寛の喜びは大きく、説明に要する資料の収集につとめていた。が、その後、この件は内閣会議で同意を得る必要もなく、来年度上半期分の予算から特別に繰上げ支出されることに落着き、実験に要する五万円の費用を手中にすることができた。

しかし、こうした兼寛の重臣工作は、自然と海軍部内の反感を招き、「筑波」を「龍驤」と同じ条件で航海させる計画に海軍卿も容易に裁決を下そうとしなかった。それに対し、「筑波」艦長有地品之丞は、強硬に兼寛の計画を支持、海軍卿も同意せざるを得なかった。

やがて軍艦「筑波」は、白米を排した兼寛の理想とする蛋白質の多い食糧を積載して品川沖を出航した。

兼寛は、確信をいだいてはいたが、不安で眠れぬ夜がつづいた。もしも「筑波」の航海中に脚気病患者が発生すれば、年来唱えてきた自分の予防法も無為なものになり、世の嘲笑を一身に浴びるにちがいなかった。つまり、その実験は、かれにとって大きな賭であった。

「筑波」は、濠州から南米へと航海をつづけ、さらにホノルルへと帰航の途についた。前回同コースをたどった「龍驤」では、その航路上でおびただしい脚気病患者が発生したのだ。

兼寛は、ひたすら「筑波」からの報告を不安と期待で待った。

やがて、ホノルルに着いた同艦から

「ビヤウシヤ一ニンモナシアンシンアレ（病者一人もなし安心あれ）」

という電報が、横須賀鎮守府司令長官に打電されてきた。

この報は、ただちに海軍省にもたらされたが、航海中に一人の脚気病患者も出さなかった例は皆無で、それは奇蹟ともいえる朗報だった。

その報せを受けた兼寛の胸に、熱いものがこみ上げた。長年ただひとりで戦いつづけてきたかれは、遂に賭に勝ったことを知った。

兼寛の活躍は、それから一層熱心につづけられ、海軍の食糧改革はいちじるしく進歩した。

こうした兼寛の血のにじむような努力によって、明治十一年以後海軍兵士の脚気病患者

の率は千人に対して、

明治十一年　三二七人
十二年　三八九人
十三年　三四八人
十四年　二五〇人
十五年　四〇四人
十六年　二三一人

と、驚くべき高率をしめしていたが、兼寛の食糧改善がその緒についた明治十七年には一二七人と減少し、「筑波」の実験後本格的な改善がおこなわれてからは、

明治十八年　五人
十九年　三・五人

と、ほとんど罹病者もかげをひそめた。

しかし、高木兼寛は脚気予防対策を実証的に確立してはみせたが、その医学的原因は究明できなかった。そのため、かれは多くの学者から学問的立場で反論を浴びる身となっていた。

まず陸軍軍医部では、石黒忠悳軍医監を筆頭に、大半の軍医が脚気病の原因は病菌によ

るもので、不潔な空気中に棲息して肺に入るものだという説をとっていた。そのため陸軍では兼寛説を排して兵舎の改良をくわだて、もっぱら衛生管理に力をそそぎ食事の改善には無関心だった。そうした中でもことに一等軍医森林太郎（鷗外）は、兼寛に痛烈な批判を浴びせかけていた。

東京大学を中心とした学界でも、兼寛説に反対する学者は多かった。それは、当時の医学が細菌学を必要以上に重視していたドイツ系医学であったので必然的に脚気病原菌説をとり、緒方正規、三田村方策、山極勝三郎、長与専斎らがそれぞれ強く反対の立場をあきらかにしていた。

兼寛はこれに対して、

「脚気病の予防が確立されたからには、それ以上原因について研究する必要はあるまい」

と、反論していたが、それはイギリス医学の実証主義を身につけた兼寛らしい考え方であった。

やがて、明治四十四年、東大農学部の鈴木梅太郎によって動物の栄養上欠くことのできない成分としてオリザニンが発見され、ほとんど同時にポーランドの化学者フンクによって同様成分が得られ、それがビタミンの発見となった。

つまり高木兼寛は、ビタミンの発見にまでは至らなかったが、実証的にその存在を暗示した医家であった。

兼寛は、明治十八年三十八歳の折に海軍軍医総監に任ぜられ、その後、初代慈恵院院長ともなり、四十歳の折には池田謙斎、橋本綱常、三宅秀《ひいず》、大沢謙二とともに日本初の医学博士の称号をあたえられた。

かれの晩年は、華やかな栄誉につつまれた。貴族院議員にも勅選され、五十七歳の折には特旨をもって男爵の爵位をも受けた。

かれは、妻富との間に四男二女に恵まれ、男一人と女二人は死去したが、三人の男子にかこまれて平和な生活を送った。長男喜寛と次男兼二は、ともに兼寛の青年時代に学んだイギリスのセント・トーマス病院医学校を卒業、秀れた医学者としての道を進み、三男舜三は東京高商卒後ペンシルヴァニア大学に留学、帰国後三井物産に入社していた。

高木兼寛にとって恵まれた後半生だったが、大正八年兼寛七十一歳の折、不意に相つぐ不幸がかれを襲った。愛息の三男舜三の死が突然ニューヨークからもたらされ、さらに三ヵ月後には次男の兼二が病死した。

その精神的打撃は大きく、兼寛は腎臓炎、尿毒症におかされて病臥する身になった。翌大正九年四月十二日、脳溢血症のため危篤状態におちいり、翌十三日午後二時逝去した。

享年七十二歳。

高木兼寛の墓は、青山墓地にある。

秦佐八郎

一

明治四十年秋、ドイツのベルリンでひらかれた第十四回万国衛生・民生総会会場で、一人の日本人が壇上に立って、ドイツ医学者たちの質問に答えていた。

総会には、血清療法の世界的権威である北里柴三郎の「日本に於けるペストの流行と予防」という論文が提出され、数日前、照内という日本人の流暢なドイツ語によって紹介されたが、その日は論文内容について討論がおこなわれていた。

しかし、質問に答える日本人のドイツ語は、照内とはことなってひどく拙かった。かれは、言葉もつかえがちで、しばしば言いまわしを訂正しながら説明する。顔は紅潮し、その額には汗がにじみ出ていた。

出席していたドイツ人医学者たちの顔には、困惑の色があった。が、北里の論文は総会出席者の関心を強くひいていたので、一心に耳をかたむけ答弁の意味をさぐっていた。

討論が終り、会場に拍手の音がみちた。拙い話し方ではあったが、その日本人の真剣な態度と答弁内容の質の高さに好感と敬意をいだいたのだ。

日本人は、顔をあからめて壇上からおりると、前から三列ほどの椅子に腰をおろし、つづいてはじまった他の演題の質疑応答にきき入っていた。

やがてその日の会も終り、かれは席を立った。

「ドクター・ハタ」

不意に姓を呼ばれた秦《はた》佐《さ》八郎《はちろう》は、隣りの席から腰をあげた小柄な老人に眼を向けた。

「君は、ペスト菌について答弁をしたが、何年ぐらい研究したか」

老人は、妙に光る眼で秦を見つめた。

「八年ほどしました」

秦は、飄々としたその老人をいぶかしみながら答えた。

「八年か。しかし、そんなに長い間研究をつづけていると感染の危険も多いと思うが……」

「たしかにペストの流行地へ行く折には危険もありますが、研究室ではそんなことは考えられません。私は、ペスト菌という囚人を収容した監獄の看守のようなものです。牢獄の中の囚人を監視するのが役目で、それらの囚人に襲われるようなことがあっては看守としての資格に欠けます」

秦の返事に、老人は、

「それはそうだが……」

と、言葉をにごして会場出口の方へ去った。

秦もつづいて外へ出たが、近づいてきた顔見知りのドイツ人医師から、

「君は、幸運な男だな。ドイツへ来て間もないというのに、パウル・エーリッヒ博士からあんなに親しく声をかけられるとは……」

と言われ、愕然とした。

パウル・エーリッヒは、世界細菌学界の最高峰に位置する秀れた研究業績をもつ学者で、秦の師事しているコッホ研究所のワッセルマン教授もその弟子の一人であった。あの目立たぬ老人がエーリッヒか、と秦は、気負い立った返事をした自分を恥じた。エーリッヒは、北里柴三郎とも親交があつく、北里の弟子である秦に気軽に声をかけたにちがいなかった。

秦は、その後ベルリンのコッホ研究所で免疫学の研究に没頭し、一年後にはモアビット市立病院に移りヤコビー教授のもとで数ヵ月間をすごした。

その間も、秦は、エーリッヒのことを忘れられなかった。はるばる医学の国であるドイツに来たかれは、声をかけてくれたエーリッヒのもとを訪れてその研究方法も見習いたい

としきりに思った。

幸いヤコビー教授がエーリッヒの弟子でもあったので、秦はエーリッヒの研究室へ行きたいと頼みこんだ。

ヤコビー教授は快く承諾し、エーリッヒのもとに依頼状を出してくれた。

秦は自分の希望がかなえられることを喜んだが、一ヵ月近くたっても返事がこない。ヤコビー教授も心配して、再び手紙を出してくれた。

返事は、すぐに来た。が、その内容は秦の期待に反するものだった。

最初貴殿ノ手紙ヲ頂イタ後スグニ返事ヲ出スツモリデイタラ、イツモノヨウニ忘レテシマイ、ソノウチニ手紙モ紛失シ宛名モ分ラナクナッタ。又手紙ガ来テ住所モ分ッタノデ、返事ヲ書ク。残念ナガラ、私ノ関係シテイル国立実験治療研究所ニハ、一ツモ席ガナイ。又スパイヤー研究所モ研究費不足デ、秦ガ来テモ仕事ヲヤッテモラエル状態デハナイ。コチラニ来テモラッテモ困ルカラ、暫ク伯林《べるりん》ニトドメテオクヨウニシテ欲シイ。ダカラト言ッテ、イツ来テモラエルヨウニナルカ、予想ハ全クツカナイ。

以上ガ私ノ返事ダ。

ヤコビー教授は、秦にその手紙を見せて、

「いかにも先生らしい手紙だ」

と、苦笑した。

エーリッヒは、物事をすぐ忘れる。研究のことのみが、かれの頭をしめている。言葉を飾ることもできず、思ったままを表現する。手紙の内容は素気ないが、決して他意はないのだ、とヤコビー教授は秦を慰め、今によい便りがあるだろうから、それまでベルリンにとどまって研究をつづけた方がよいとすすめてくれた。

しかし、秦は、自分の計画を貫こうと決心し、直接エーリッヒに手紙を書いた。

先生ノ御都合ノ如何ニカカワラズ、私ハ、ソチラへ参リマス。今スグソチラへ行ッテモ仕事ガナイヨウデスカラ、暫ク南ドイツヲ旅行シ、先生ノ所へ参ル予定デス。ソレデモマダ都合ガ悪イヨウデシタラ、私ヲ受ケイレテクレルマデ旅行ヲシテ、イツマデモ待ツツモリデス。

秦は、手紙を投函するとベルリンを出発した。南ドイツの諸大学の研究機関を見学してまわり、十日ほどしてエーリッヒの指導する国立実験治療研究所のあるフランクフルト駅のプラットフォームに降りた。

かれは、エーリッヒに断わられて再び旅に出なければならぬことになると予想し、荷物を駅にあずけたまま研究所の受付に行った。すると、名も告げぬうちに受付にいた老人が、

「あなたは、ドクター・ハタでしょう。先生が数日前からドクター・ハタはまだ来ないかとうるさく言って困っていました。さあ、早くこちらへ来てください」

と、受付から出てきた。

秦は、呆気にとられた。エーリッヒは都合が悪いから来るなと返事をよこしたのに、自分のくるのを待ちかねていたという意味が理解できなかった。

その時、廊下に面したドアの一つがわずかにひらいて、

「カーデライト」

と、呼ぶ声がした。

受付の老人は、

「ハーイ」

と返事をした。秦が老人にうながされ廊下を進むと、二年近く前に総会会場で会ったエーリッヒがドアの外に出てきた。

「おお、ドクター・ハタか」

エーリッヒの眼が、輝いた。

カーデライトと呼ばれた老人が、なんの御用ですか？　と問うと、エーリッヒは、秦の姿に興奮したためか、

「用は忘れた」

と、こともなげに答え、秦を部屋に招じ入れると、

「ハタ君、まあ掛け給え」

と、言った。

しかし、エーリッヒの部屋のソファーも椅子もおびただしい書類が山積していて腰をおろすところはない。秦は、思わず苦笑したが、早口でまくしたてるエーリッヒのはげしい非難の言葉に驚かされた。

「いったい君は、今頃までどこで何をしていたんだ」

エーリッヒは、うわずった声で言った。

秦は、呆れて、

「手紙で書きましたように、南ドイツの大学を見学してからこちらへ参ったのです。むろん御都合が悪いのでしょうから、また旅をしてきます」

と答えた。

「何！　旅行？」

エーリッヒは、いぶかしそうに眉をしかめ、手をはげしくふると、

「そんな暇はない。君の小使も四、五日前に雇い入れてある。君が使う研究材料も一昨日到着し、あとは仕事をはじめればいいだけだ。さあ、こっちへ来てくれ」

と、秦の背を押して隣接したスパイヤー研究所へ入り、

「ここが君の研究室だ、あの男が君の小使だ」

と、部屋の隅に立つ男を指さした。エーリッヒは、男に二匹のマウスをもってこさせると、

「これは一昨日ハンブルクから送られてきた再帰熱菌を植えたものだが、今日これからすぐに菌の種つぎをしなければならない。私も君のように若い頃は、眼もよくてこまかい仕事は得意だったのだが……。再帰熱菌は、感染の危険も多いから気をつけてやり給え。しかし、八年間もペスト菌の仕事をしたという君なら大丈夫だ」

エーリッヒは、秦の口をはさむ余地のないほどの熱っぽい口調でしゃべりつづけた。

エーリッヒは、危険な再帰熱の研究実験者として、秦を招いたのである。かれは、二年前ペスト実験を八年間もやったという秦のことを思いだし、富豪のスパイヤー未亡人に懇願して資金を出してもらい、秦の師のヤコビー教授に至急くるようにという手紙を出した。

が、その頃すでに秦はベルリンを出発して南ドイツの旅に出ていたのだ。

秦は、エーリッヒの熱気にあてられながら、その日から研究実験にとりかかった。

二

秦佐八郎は旧姓山根で、明治六年三月二十三日、石見国（現在の島根県）美濃郡都茂村に生れた。

都茂村は、山陰地方の山にかこまれた僻村であった。交通の便はなく、他県へおもむくためには中国山脈を徒歩で越えるか、日本海に面した浜田まで行ってそこから舟にたよる以外になかった。

生家は農業、林業、酒造業をいとなむ旧家で、佐八郎は十四人の子供の八男であった。父恭道は国学の感化を受け訓育は厳格をきわめ、それとは対照的に母ひでは温和で、佐八郎は両親の膝下で順調に成長していった。

十五歳の折、かれに一つの転機がおとずれた。同じ村の医家である秦徳太の養子に望まれたのである。

秦家は、十一代にも及ぶ医家であったが男子に恵れず、山根家の男の末児である佐八郎に医業をつがせたいと願ったのである。

佐八郎はためらったが、父母の強いすすめと同時に一僻村から出て岡山で勉学できるという一語が、かれの決意をかためさせた。そして、秦家に入籍後小学校を卒えると、五里へだてた益田町におもむいて私塾に入り英語を学んだ。

十八歳の春、佐八郎は岡山に出て医学予備校に入学した。

かれは、眠る時間も惜しんで勉学にはげみ、学業成績はひときわぬきんでていた。山陰の僻村に育ったかれは、苦しみにもじっと堪える強靭な神経と激しい向学心に燃えていた。わずかな過ちも見すごすことのできぬ緻密な性格に加えて、かれは養子としての自覚も強くいだいていた。

かれは、郷里の養父母から送られてくる金銭の使途に異常なほど気を配っていた。出費をぎりぎりにまできりつめ、娯楽のために金をつかうことなどは全くなかった。

かれは、紙をとじて作った手製の帳面に、学費、文房具、ちり紙等の購入費を何銭何厘とこまかく記入し、毎月養父母のもとへ送っていた。養家から提供される金銭を無駄に使ってはならぬ身であると、絶えず自分に言いきかせていた。

口にする食物も、きわめて貧しかった。そのためかなり重症の脚気になって、通学するどころか起居することもおぼつかぬ身にさえなった。

そんな或る夜、岡山地方は大洪水に見舞われた。浸水の速度がはやく、下宿先の者たちは病臥している佐八郎を背負って逃げる余裕もなく、かれを二階に置き去りにして避難した。水は階段を急速にのぼり、佐八郎の身に危険がせまったが、階段の最後の一段で増水もやみ、その翌日無事に救出された。

そうした苦難の中でも、佐八郎は勉学に熱中し、一年後には第三高等学校医学部に進み、教授たちからその異才ぶりを注目された。

明治二十八年、佐八郎は養家の息女チヨと結婚した。佐八郎、二十三歳の春であった。

その年の十一月、第三高等学校医学部を卒業して東京近衛第一連隊に入隊、一年後に岡山へもどって県立病院につとめた。臨床にたずさわると同時に、第三高等学校医学部の荒木寅三郎教授のもとで医化学の研究に従事した。

佐八郎は、その頃から自分の将来を細菌学の研究に捧げたいと思うようになっていた。

世界の医学界は、一大変革期に直面していた。それは細菌学の輝かしい研究の進歩によるもので、数多くの伝染病の病原菌の発見と治療・予防法の発表が相ついでいた。

その本格的先鞭をつけたのは、フランスのパスツールと、ドイツのコッホであった。

パスツールは、羊の脾脱疽菌をワクチンに使用することによって治療することに成功し、ついで狂犬病の予防法も発見した。またコッホは、破傷風の病原体の発見と細菌の純培養方法を確立し、ことに結核菌の発見につぐ培養結核菌ワクチンであるツベルクリンの作出は、結核予防に大きく貢献した。

またノルウェーのハンセンはレプラ菌を、ナイセルは淋菌、エーベルトとガフキはチフス菌、フランケルは肺炎菌、ラヴェランはマラリアの病原体、フェールアイゼンは丹毒の連鎖状球菌、クレプスとレフレルはジフテリア菌、ワイクセルバウムは髄膜炎菌と、数多くの細菌と原生動物が続々と発見され、それによっておこる伝染病の治療と予防法も確立されていた。

欧米医学を輸入して間もない日本医学界も、すぐれた人材の輩出によって、細菌学界に多くのすぐれた業績を発表していた。

北里柴三郎は、明治十八年ドイツに留学してコッホの下で研究し、破傷風菌の純培養についで血清療法による治療・予防に成功、その存在は世界的なものとなり、ベルリン大学からは名誉教授の称号すらおくられた。

北里は、帰国後伝染病研究所を主宰、東京大学衛生学教授緒方正規の研究とともに日本の細菌学研究の道をひらいた。また志賀潔は、赤痢菌を発見、さらにその後野口英世は、梅毒と麻痺狂、脊髄癆との関係を証明し世界的評価を浴びた。

そうした細菌学の輝かしい進歩に刺戟を受けた佐八郎は、東京への遊学を切望するようになった。

しかし、かれには、養子の身であるという重い枷がはめられていた。岡山で医学を学んだのは、養家の医業をつぐためであった。それに、養父である秦徳太はすでに病死し、隠居していた養祖父宗淑が老軀に鞭うって先祖代々うけつがれてきた医業を守っていた。養家では、ひたすら佐八郎の帰郷を待ちこがれていたのである。

佐八郎は、悩んだ。十五歳の折に養家に入ってからすでに十年、山国の小さな村で医業をひらく養家から医学修業のための多額の出費を仰いできたのに、今になって養家を裏切ることは堪えがたいことだった。

しかし、かれの上京したいという願いはつのり、自分の志望を妻をはじめ周囲の者に口にするようになった。

その反響は、予想通りはげしいものだった。養家の親戚はこぞってかれを非難し、知人や友人は、恩知らずとののしった。かれは、たちまち苦境におちいった。

しかし、意外にも最大の被害者であるはずの養祖父宗淑が、佐八郎を強く弁護する側に立った。

宗淑は、老いの身で山道を往診する苦痛に喘いでいる身であったが、佐八郎の純粋な向学心を理解し、自分を犠牲にしても希望をかなえさせてやろうと親戚知人の非難をやわらげるため奔走した。

また歩行も困難な養祖母は、疋見渓谷をわたり中国山脈を横断して岡山におもむき、佐八郎の師荒木寅三郎教授に東京への勉学志望をかなえてやって欲しいと懇願した。

佐八郎は、肩をふるわせて泣いた。養家を裏切った自分にそそがれた養祖父母の温情に、かれは感動した。

明治三十一年七月、秦佐八郎は、単身上京し、本郷にあった実姉の婚家先に身を寄せた。翌月には、念願の北里柴三郎の指導する大日本衛生会伝染病研究所に入所することができた。

貧しいかれは、本郷から愛宕下の研究所まで徒歩で通った。ラッパを鳴らして、鉄道馬車が追いこしてゆく。かれは、馬糞の散った路を読書しながら歩いた。

翌年、研究所に近い飯倉片町に二間だけの小さな家を借り、郷里にいた妻子を呼びよせて侘しい生活をはじめた。

かれは、寸暇を惜しんで勉学につとめ、主としてペスト菌の研究に没頭した。

その研究態度は、所長北里柴三郎の眼にもとまり、入所した翌年には官立となった同研究所の助手となり、同年十一月には神戸市のペスト流行に際して臨時検疫事務官として北里所長に随行し、予防と治療に走りまわった。また翌々年の明治三十四年の和歌山県湯浅町のペストの大流行にも派遣されて、長期間滞在してその撲滅に尽力した。

明治三十六年、佐八郎は国立血清薬院部長を兼任、ペストに関する論文も続々と発表して、日本細菌学界の注目を浴びるようになった。

ペストの研究には危険がつきもので、日本でも外国でも菌の感染を受けて死亡する研究者が多かった。しかし佐八郎は、周到な配慮と豊かな菌に対する知識でそのような危険を巧みに避けながら、大胆な研究実験をつづけていた。根気の良さと慎重さは、かれの生れ育った風土がもたらしたものにちがいなかった。

明治三十七年二月、日露戦争が勃発し、三十二歳であったかれは予備役三等軍医として従軍、南満各地の野戦病院で主として伝染病患者の治療にあたった。

また翌年旅順陥落後、内地に緊急召還されて凱旋兵や捕虜の検疫に従事、その間日本陸軍消毒法の基礎ともなった真空式フォルマリン消毒器を考案し、軍医総監石黒忠悳の讃辞を受けた。この消毒器は世界の消毒界に刺戟をあたえ、消毒法分野の進歩に貢献した。

日露戦争終結後、除隊した佐八郎は、北里柴三郎のもとでペスト菌の研究に専念した。

明治四十年一月には、伝染病研究所第三部長に命ぜられ、北里所長の有力な門下生の一人となった。

その年は、佐八郎の将来に重要な意義をもつ年でもあった。北里所長からドイツのコッホ研究所への留学を命ぜられたのである。

ドイツは、細菌学研究のメッカであり、そこへおもむくことは佐八郎の長年の悲願であった。

かれは、七月、横浜を出航する船に乗ってドイツへと旅立った。秦佐八郎、三十五歳であった。

三

エーリッヒは、天才肌の細菌学者であった。

かれの頭脳からは、蜘蛛の尾部から糸が湧くようにさまざまな創意が生れる。かれは、一つのことに熱中すると他のことを忘れ去り、花から花へと舞う蝶のような、自在に思考の世界に生きる学者だった。

日常生活の上で、エーリッヒを生活のリズムにのせることにつとめていたのは、老僕カーデライトであった。

エーリッヒは、手紙の束の中から返事を書かねばならぬものをえらびだしはするが、いったんポケットにしまったりすると、その時かぎりで返事を書くことを失念する。手紙は、どこかへまぎれこんでしまうか、捨てられてしまうかするのだ。

エーリッヒは、仕事に熱中すると昼食をとることを忘れる。煙草がどれほど残っているかどうかも気づかない。来客があれば、相手の迷惑も考えず長話に熱中する。

カーデライトは、そんなエーリッヒを始末のおけぬ幼児のように扱う。食事を無理に食べさせ、水を飲ませ、煙草も絶えさせぬよう気をつかう。仕事に熱中して帰宅することも忘れているエーリッヒに、無理に外套を着させ長い間待っている傭馬車の中へ押しこむ。扉をしめると、馭者に馬車を進めるよう合図する。

そのようなエーリッヒにとって、忍耐強く緻密な頭脳を持つ秦佐八郎は、願ってもない研究協力者だった。

エーリッヒと秦は、互いに意見を交換し、実験を秦が担当した。かれは再帰熱の治療試験をへて、梅毒治療薬の発見に突き進むようになっていた。

梅毒は、アメリカ大陸を発見したコロンブス一行によってヨーロッパにもたらされたものだと言われているが、十五世紀末ヨーロッパに流行しはじめてからまたたく間に全世界にひろがった。それは結核、癩とともに三大慢性伝染病の一つとなり、おそるべき病菌は人類に甚大な惨害をあたえた。

治療法は全くなく、わずかに水銀を塗る方法がある程度であったが、それもほとんど効果はなかった。

医学者は、梅毒の病原の発見につとめ、明治三十八年には、ドイツのシャウディンとホフマンが梅毒の病原体であるスピロヘーテ・パリーダの発見に成功していた。

この報は、世界各国の医学界に大きな衝撃をあたえ、さらに明治四十二年にはシュレシェウスキー、ミュンレス、野口英世によってスピロヘーテ・パリーダの培養に成功、梅毒征服の光明がきざした。

そうした背景のもとに世界の細菌学者たちは、梅毒治療法の発見に競い合い、エーリッヒと秦もその強力な研究グループの一つであった。

秦は、まず兎の角膜に植えられたスピロヘーテの種を入手し、薬品を注射して治療効果の実験を開始した。しかし、角膜の梅毒は、治療もせずに自然に治ってしまうこともあるので、実験対象としては不適当であることに気づいた。

たまたまイタリアのヴェロナ大学教授シャディウィン博士のもとに兎の陰嚢に植えつけられた梅毒の病原体のあることを知って、手紙で取り寄せようとした。しかし、秦は、接種の方法やその他詳細な経過を知るためにヴェロナ大学におもむきたいと思ったが、寄金によって運営されている研究所では旅費の捻出もむずかしかった。

幸いにも、日本政府からローマの国際労働災害会議へ出張するよう命令が出て、同時に電報為替もとどいた。

秦は早速ローマへおもむいて会議に出席し、帰途ヴェロナ大学に立ち寄って、接種法を見学し種もゆずってもらって研究所へもどることができた。

かれは、兎の陰嚢にそのスピロヘーテを接種したが、使用する牡兎の数がおびただしく入手は困難をきわめた。が、研究所の者たちは、秦に協力して牡兎を集めることにつとめてくれた。

秦は、エーリッヒと検討を重ねながらおびただしい種類の薬品を梅毒にかかった兎に注射し、その効果を根気よくしらべていった。かれは、精密機械のような正確さと細心な注意をはらってその作業をつづけた。

かれらは、ようやく或る手がかりをつかむことができた。それは、アルゼノフェノールを使用することであった。

その薬品を二千倍にうすめて二回にわたって注射すると、梅毒におかされた兎の治療にすぐれた効果のあることがあきらかになった。それまで数多くの実験に失敗を重ねてきたエーリッヒと秦は、その発見にたがいに肩を抱き合って喜んだ。

実験はさらにすすみ、人体への治療薬として使用する一段階として、梅毒を感染させた猿にこの薬品を同様の方法で注射した。が、その結果は、かれらの期待を無残にも裏切った。たしかに菌に対しては有効な結果をしめすのだが、猿が頭と首をはげしくふるようになった。つまり、思いがけない強い副作用があらわれたのだ。

エーリッヒと秦は、その薬品が不適格であることを認めた。猿よりも複雑な構造をもつ人体に注射すれば、当然危険が大きいことは明白だった。

物に屈しない秦も、さすがに気落ちして頭をかかえてしまった。が、エーリッヒは、頭をふる猿の真似をしたりしておどけてみせ、秦の気分を明るくさせることにつとめた。

秦は、エーリッヒの失敗にも動じない態度に気をとり直し、再び第一歩からの実験研究にとりかかった。

その間、研究費の寄附をつづけていたスパイヤー未亡人の死によって研究の続行が危ぶまれたが、かれらは、遂にジオキシ・ジアミノアルノベンツォール塩酸塩という薬品が副作用もなく梅毒に卓効のあることをつかむことができた。

この薬品がサルバルサンで、この薬品によって人類は梅毒の征服を果すことに成功したのである。

サルバルサンは、砒素をふくむ複雑な化合物で、合成試作した薬品の第六〇六号であったため六〇六号とも俗称された。この輝かしい成果は、明治四十二年、エーリッヒ・秦の連名で学界に発表され、ついで同年四月にはエーリッヒ・秦・シュライバーの連名で第二次発表がおこなわれた。

秦の名声は、エーリッヒの名とともにサルバルサンの発見によって世界的な脚光を浴びた。

留学期限もきれて、秦は、エーリッヒに惜しまれながら同研究所を辞し、イギリスを視察後、明治四十三年九月帰国した。かれは、まだ三十七歳の若さであった。

かれの帰国によって、日本でもサルバルサン使用の治療の気運がたかまった。伝染病研究所でひらかれた秦を講師とする講習会は、すさまじい反響をよび、講習を受けようとする者が会場に殺到した。

かれは、これにこたえて論文を次々に発表すると同時に、講演、講習をすすんで引き受け、新薬サルバルサンの適切な用法を教えた。

しかし、大正三年世界大戦の勃発によってドイツからのサルバルサンの輸入は絶たれ、ようやく軌道にのった日本のサルバルサン治療法も中絶するに至った。

それに対して、ポーランドのフンクと同時にビタミン発見者となった鈴木梅太郎は、後藤格次、中村郁哉、世良正一らとサルバルサンの国産化を計画、秦の協力も仰いでドイツ製サルバルサンよりも一段とすぐれたアルサミノール、ネオアルサミノールを完成させた。

この薬品を使用することによって、梅毒患者の五十パーセント強が完全治癒するようになった。

エーリッヒは、大正四年病歿した。世界大戦の渦中にまきこまれた未亡人は、物資欠乏になやみ、紅茶も飲めぬと秦に手紙を書いてきた。

律義な秦は、未亡人の境遇に同情し、渡欧する友人に頼んでは大戦終了後まで紅茶を送りつづけた。侘しい余生を送っていた未亡人は、秦の温い好意に感激していた。

秦佐八郎は、晩年を多忙のうちにすごした。

五十六歳の折に国際連盟保険委員会専門委員に就任したのをはじめ、北里研究所副所長、財団法人保生会常務理事長等を歴任、帝国学士院会員にも勅選された。

昭和十三年七月、佐八郎は脳軟化症のため慶応病院に入院。その精密な頭脳もいちじるしく正常を欠き、声をかける者の顔を識別することもできなくなった。

かれは、呆けたようにただ呼吸をつづけるだけの身となっていた。

その年の十一月二十二日午前二時五十三分、秦佐八郎は、意識混濁のまま息をひきとった。六十六歳であった。

葬儀は、青山葬場で北里研究所葬としておこなわれ国内外から多くの弔電が寄せられた。

その中には、

Schmerzlichstes Beileid（哀悼に堪えず）

Frau Proffessor Ehrlich（エーリッヒの妻より）

という弔電もまじっていた。

あとがき

医学関係の季刊雑誌「クレアタ」に、三年間にわたって連載したものを一書にまとめた。

江戸時代中期から明治初期にかけて、日本の医家たちは西洋医学の流入に身をさらし、或る者は反発し、或る者はそれを積極的に受け入れようとした。そうした混乱の中で、すぐれた医家たちによって新しい日本医学の基礎はきずかれていった。

私は、それらの医家の中から十二名の人物をえらび出した。顕著な医学業績を残した人たちであることはもちろんだが、それ以上に人間的に強い興味をいだいた医家たちである。それらの医家たちの生き方に、現代のさまざまな医家との激しい類似も見出すのである。

十二名の医家との接触によって、かれらの生きた激動期の姿を知り得たことも、私にとっては幸いだった。

資料収集に関しては、終始小川鼎三氏、酒井シヅ氏の懇篤な御教示をいただいた。また執筆中「クレアタ」編集長岩本常雄氏の励しを受け筆を進めることができた。厚く謝意を表したい。

昭和四十六年七月

著　者

参考文献

近世帝国海軍史要（海軍有終会発行）
高木兼寛伝（東京慈恵会医科大学創立八十五年記念事業委員会編）
東京慈恵会医科大学八十五年史（赤羽武夫編）
他

旧版文庫版あとがき

五年前の春、岩本常雄氏から電話があって、銀座の喫茶店で会った。

岩本氏との付き合いは、十年前にさかのぼる。氏は、当時「早稲田文学」の編集長で、無名の同人雑誌作家であった私に小説の依頼をしてくれたのである。

私は、三百枚近い小説を書いたが、その作品は採用されなかった。そのため、あらためて五十二枚の「貝殻」という作品を持ってゆき、それが「早稲田文学」三月号に発表され第四十一回芥川賞候補作品に推された。

「早稲田文学」が休刊になった後、氏との交際も断たれたが、いつの間にか氏は草土社という出版社を興し、「クレアタ」という季刊雑誌を発行していた。それは、製薬会社のPR誌ではあったが、宣伝臭のみじんも感じられぬ好感のもてる雑誌で、私も二度随筆を寄稿していた。

喫茶店で待っていた氏の表情は、いつもよりこわばっていた。用件は、連載小説の依頼で、江戸時代の医家列伝を毎号完結で書いて欲しいという。

私は、当惑した。氏に恩義を感じているので辞退することは辛いが、私には未知の分野で、調査もどのようにすべきかわからず、満足のゆける作品を書くことは不可能に思えた。

「しかし、心臓移植をお書きになるからには、当然医学の歴史にもふれる必要がおありでしょう」

と、氏は言った。

その頃、私は、朝日新聞社の依頼で「神々の沈黙」という心臓移植を素材にした連載小説の執筆準備をはじめていた。それを氏にも話していたのだが、たしかにその小説を書くためには、氏の言う通り医学の歴史について相応の知識をもっていなければならないはずであった。

私は、その一言で執筆を承諾した。

氏との打合わせがつづけられ、私の考え方も定まった。採り上げる医家は、主として江戸時代の人物とし、明治も初めの頃までの人にかぎる。時代の先駆者的業績をもつ医家を対象とするが、あくまでも人間的に私の関心を強くひく人物を書くことにした。

そのような大綱をきめて、私は資料収集にとりくんだ。

岩本氏の紹介で、日本医史学会長の小川鼎三氏と氏の補佐役をしている酒井シヅ氏を知った。小川氏は順天堂大学教授で、私は同大の医史学研究室にしばしば通い、資料を見せていただいたり借用したりした。

小川教授は、魅力にあふれた人であった。解剖学の権威であるが、関心は多岐にわたっていて、医史学はもとより、鯨、茸の研究者でもあり、雪男の調査団長としてヒマラヤにおもむいたりもしている。そうした悠々とした研究が、教授に豊かな人間味を肉付けさせていることはあきらかだった。

教授の医史学に対する考え方には弾力性があり、私は興味ある医家が江戸時代に多くいたことを知った。時代は変転しても、人間性は不変であり、江戸時代の医家の生き方が、そのまま現代の医家たちのそれと驚くほど共通したものがあることにも気づいた。

私が「日本医家伝」を執筆できたのは、教授のさりげない飄々とした言葉に刺戟を受けたからであった。

初めに執筆したのは、「相良知安」であった。

知安は、幕末から明治維新にかけてイギリス医学を日本医学の主流として導入しようとした新政府に反抗し、ドイツ医学を定着させた医家である。その頑固さが私には興味深かったが、頑固さ故に失脚していった悲劇も執筆意欲をそそられた。

かれは、遂に芝区神明町の長屋に身をひそめ、街頭易者として細々と生きた。第一大学区医学校（現在の東京大学医学部）学長、文部省医務局長等の要職についたかれの晩年は、余りにも悲惨である。そうした境遇に落ちたにもかかわらず、かれは依然として、別居していた夫人にあてた手紙に、

「私は六か敷男だから石塔になりても承知せぬ事は承知しませぬよ。」

などと書いている。

私は、このような知安が好きである。

その後、山脇東洋、楠本いね、笠原良策、高木兼寛、前野良沢、荻野ぎん、秦佐八郎、中川五郎治、松本良順、土生玄碩、伊東玄朴の順序で書き進めた。その間、長崎、福井、青森、北海道などを旅して資料を収集し、医史学関係の書籍も多く書架に備えた。

各医家についての感想を、列記してみる。

山脇東洋は、日本で初めて腑分《ふわけ》を実見した医家である。由緒ある医家の名門の生れで、法眼にも任ぜられたが、当時医家の社会的地位は低かった。そのため武家の出である後妻のさげすみを受け、遂には妻に去られる。そうしたことも、私には現代の医師たちの社会的地位と対比されて興味深かった。

楠本いねは、シーボルトとオランダ人専門の遊女との間に生れた混血女性である。遊女であった母の生い立ちや、その後のいねの生涯については、長崎県立図書館で貴重な資料

を見せていただいた。彼女を美化した説は多いが、私は自分なりに調査に努力し正確をはかったつもりでいる。

笠原良策は、福井の医家で、種痘の普及につとめた精神力の強靱な人物である。福井県内に研究者もいて、遺品も数多く残されている。この医家の生き方にひかれた私は、その後「めっちゃ医者伝」という長編を書いた。

高木兼寛は、脚気病の治療法を実証的に開発した功績者である。兼寛は、東京慈恵会医科大学の創設者で、明治医学界の発展に努めた。海軍軍医として脚気病の治療法をさぐる実験が面白く、「近世帝国海軍史要」（海軍有終会）、「高木兼寛伝」（東京慈恵会医科大学創立八十五年記念事業委員会）を参考資料に執筆した。

前野良沢は、「解体新書」の翻訳を進めた中津藩の藩医である。「解体新書」の訳者は杉田玄白とされているが、実際の訳者は良沢であることを知って、私は驚いた。歴史の真の姿を伝えるための義務を感じるとともに、良沢と玄白の対照的な生き方に興味をいだき、筆をとった。

荻野ぎんは、日本で最初の女医である。波乱にみちた生涯を送ったが、すぐれた素質をもちながら、女性蔑視の時代的風潮の中にのみこまれて不幸な死を迎えたぎんが痛々しい。

秦佐八郎は、細菌学の先駆者パウル・エーリッヒに協力して梅毒に卓効のある新薬サルバルサン（俗称六〇六号）を開発した医師である。エーリッヒと佐八郎の個性的な性格の対比に関心をいだいた。

中川五郎治は、埋れた人物と言っていい。種痘は、長崎から日本に導入されたとされているが、それよりも二十五年も前に、五郎治の手で北海道南部に種痘がおこなわれた。その行為が、なぜ日本全国にひろまらなかったのか。それは、五郎治個人の生き方に原因がある。

松本良順は、初代陸軍軍医総監に就任し、早稲田大学の基礎となった早稲田蘭疇舎の創立者でもある。明治維新の戦乱の中で生きた人物で、軍医総監でありながら二度も謹慎処分を受けた奇行の持主である。

土生玄碩は、新しい手術を積極的に推し進めた眼科医で、奥医師になり多額の財を得たが、シーボルト事件に連座し不運な死を迎えた。

伊東玄朴は貧農の子として生れたが、すぐれた頭脳とたゆまざる努力によって江戸屈指のオランダ医家となり、さらに奥医師最高の地位である法印の座にもついた。種痘を江戸にひろめ種痘所をひらくなど医家としての業績は著しい。が、金銭に対する執着が強く、その証跡が各種の資料に散見していて、私は、そこに玄朴の人間らしさを感じとった。

このように、十二人の医家にはそれぞれの生き方があったが、共通して言えることは力の限界ぎりぎりの真剣な生き方をしていることである。時代の厳しい制約の中で、自己に忠実に生きようとした姿が、私には美しいものとして感じられる。それが、私の気持をふるい立たせて、書き上げることができたのだが、執筆は苦しく、途中で二度も岩本氏に連載の終結を口にした。が、その度に氏から激励され、再び気をとり直して調査と執筆をつづけたのである。

その連載中、さし絵を担当してくれた村上豊氏の画を眼にすることは楽しかった。新鮮な画法によって描かれる作中人物が、私の抱くイメージと合致していて、私は満足であった。

十二人の医家を書き終えた時、私はこの短編を基礎に長編を書きたいと思った。一人一人の医家の像が、私にからみついてはなれないのだ。

「日本医家伝」は、講談社で単行本として刊行された。連載中の一回の原稿枚数は三十枚と定められていたが、各篇について十枚以上の加筆を試みた。出来得るかぎり充実した医家伝にしようと思ったからである。

多くの資料を使ったが、その筆者と、助言をしてくれた方々に深く謝意を申し述べたい。

昭和四十八年冬

吉村　昭

巻末エッセイ

『日本医家伝』と岩本さん

岩本常雄さんに初めて会ったのは、昭和三十三年の初夏である。

当時、丹羽文雄、石川達三、火野葦平三氏の責任編集によって「早稲田文学」が復刊され、出版を雪華社が引受けていた。その編集長に元「改造文芸」の名編集長であった岩本さんが就任していたのである。

無名の同人雑誌作家であった私を岩本さんに紹介してくれたのは、作家の八木義徳氏であった。「早稲田文学」は同人雑誌ではなく、高名な作家や評論家が寄稿している文芸雑誌で、毎月、新人の小説も一、二篇のせていた。

岩本さんは眼光の鋭い人で、私が椅子に坐ると、

「力のこもった作品を書いて下さい。良ければのせます」

と、言った。

私は、緊張し、三ヵ月近くかかって競馬の騎手を主人公にした六十枚ほどの作品を書き

上げ、雪華社に持って行った。置いて帰ろうと思ったところ、驚いたことに岩本さんは足を組み、机の上に私の原稿を置いて読みはじめた。

私は、体をかたくして椅子に坐っていた。

読み終えた岩本さんは、

「いけませんねえ、こんなものを書いちゃ。私は、『さよと僕たち』の作者に頼んだんですよ」

と、不快そうに口もとをゆがめて言い、原稿を私に返した。「さよと僕たち」とは、私が同人雑誌に発表した短篇小説で、私はその言葉に、岩本さんがその小説を読んでいたことを初めて知った。

私は、羞恥で顔を真っ赤にして雪華社を出た。たしかに岩本さんのもとに持っていった小説は駄作で、岩本さんが蔑んだのも無理はない、と思った。衝撃をうけた私は、悲しさと怒りで日本橋の上からその原稿を川に投げ捨てた。

それから二ヵ月後、私は「貝殻」という五十二枚の短篇小説を岩本さんのもとに持って行った。その時も岩本さんはすぐに読み、

「こういうものが書けるんでしょう。それなのに、なぜ書かないんですか」

と、言った。

その小説は、年が明けた三十四年三月号の「早稲田文学」に発表され、受賞には縁がなかったが芥川賞候補作品となった。

それから八年後、私は太宰治賞を受賞したりして文壇に出ることができたが、その間に「早稲田文学」は休刊になり、岩本さんは草土社を興し、「クレアタ」の編集に従事していた。

或る日、岩本さんから会いたいという電話があり、草土社へ赴いた。近所の喫茶店で、岩本さんは思いがけぬことを口にした。江戸期から明治にかけて医学史上意義のある業績を遺した医家たちのことを、一人原稿三十枚ずつで「クレアタ」に連載して欲しいという。

私にとって恩義のある岩本さんからの依頼なので、即座に承諾したが、未知の世界であることに大きな不安を感じた。

私が曲りなりにも『日本医家伝』と題したその医家列伝を書きはじめることができたのは、岩本さんが紹介して下さった医史学の権威小川鼎三先生の御教示による。私は、先生のおられる順天堂大学医史学教室にしばしば通い、先生が、

「どうかな、この医家が面白いと思うがな」

などと言って渡して下さる資料により、一人ずつ伝記を書き、ようやく連載を終えることができた。

私には、苦しみにみちた連載だったが、その後、それは思わぬ開花をみた。『日本医家伝』に書いた医家を主人公に、さらに調査をかさね、長篇小説として発表するようになったのである。『冬の鷹』『北天の星』『ふぉん・しいほるとの娘』『白い航跡』。

このことからしても、岩本さんは、私の将来の仕事になると見抜き、『日本医家伝』を書かせたとしか思えない。

岩本さんは、類い稀な名編集者であった。

（『編輯者岩本常雄』平成四年四月　草土社）

解説

大河内昭爾

ここには医学の新しい時代を、それぞれの分野で見事に切り開いた十二人の医家たちが描かれている。大方は著名な人物たちだが、作品を読むまで業績どころか名前も知らなかった人たちがいる。もちろん私の無知でしかないが、土生玄碩《はぶげんせき》、相良《さがら》知安《ちあん》など私はその存在すら知らなかった。

白内障の治療でお茶の水の井上眼科病院に通っていて、私は通院に『日本医家伝』を持参した。夏目漱石が恋をしたという伝説のある古い有名な病院だけに、いつ出かけても二つも三つもある教室のような待合室はどの部屋も満席で、廊下にも患者が並んですき間もなく立っている状態である。腰をすえて本でも読まなければどうしようもない。手術をして眼帯でもすれば、それもおしまいだと思いながら、読みおとしていたもっともなじみのない土生玄碩を席を確保するなり読みはじめたのだった。ところが玄碩が日本ではじめて眼球の解剖をした医者であり、手はじめに白内障の手術をした「めいしゃ」であるといういきさつがしるされている。出合い頭に白内障だったのでおどろいた。本を読んでいてこんな偶然が今までもなかったわけではないが、いかにも不思議な気がして、人々のざわめきに負けじと看護婦が患者を呼び出すために二人、三人の名前をくりかえし叫んでいる中で、私は夢中でめいしゃ玄碩の話を読んだ。

玄碩は安芸吉田の町で「ホラフキ眼医者」とよばれていた。自分の才をたのんで大口をたたき、三味線におぼれ遊蕩《ゆうとう》にふけっているという人物だった。しかしたまたま馬医者が馬の眼の手術をするのに立ちあい「家伝来の治療に盲信して創意工夫を忘れていた」ことに強く反省する。その頃、近隣に名を知られた喜平次という資産家が失明、それにつけこんだ雇人に多額の金子を横領されて、妻にも去られ、あげくのはて路頭にさまよう身となっていた。浮浪者すがたの喜平次に路上で出会った玄碩はあわてて目をそらす彼に声をかける。失明して三年目になりようやくあきらめの境地にたどりついたところだから見逃してほしいと言いつのるのを、「あきらめるというのは努力の末のものではないか」と説得してついに白内障の手術に成功する。私は作品とのいい出会いに一息つく思いだった。のちに玄碩は将軍家斉の奥医師に出世するが、江戸へ来たフォン・シーボルトに自ら考案した穿瞳術を口にすると、シーボルトはイギリスのチエゼルデンの開発した手術法と一致すると驚嘆する。しかし玄碩が求める瞳孔をひらく薬の成分を教えようとはしなかった。だが玄碩が将軍から拝領した葵の紋服の存在を知ると帰国に際しての土産にしたいと要求したので、玄碩はそれと交換に奇効薬の伝授をうけた。三年後いわゆるシーボルト事件が発生、その事実が露見して玄碩は長い牢獄生活をおくることになる。

作者は文庫版あとがきに、医家伝にとりあげるのは「江戸時代の人物と明治の初め頃までの人にかぎる。時代の先駆者的業績をもつ医家を対象とするが、あくまでも人間的に私が関心を強くひく人物」としるしている。とすればこの時代に登場する一流の医家たちがシーボルト事件とかかわりを持ったのは自然のなりゆきといえた。

シーボルト事件とは彼の帰国の荷物を積み込んだ船が長崎港をおそった暴風雨による津波のために座礁、積荷の中から国禁の日本地図はじめおびただしい禁制の品が発見され、多数の人が連座して罰せられ死罪はもちろん自殺者も出たという有名な出来事である。しかし地図のうけわたしにかかわったにもかかわらず、中身を知らなかったといい張ってきびしい詮議をしのいで、運良く事件からまぬがれた「伊東玄朴《いとうげんぼく》」のような存在もある。彼は貧農の子に生まれながら江戸屈指のオランダ医家となり、奥医師最高の地位である法印の座についている。作者は種痘を江戸にひろめて医家としていちじるしい業績を伝える一方で、玄朴の金銭への執着が強かったことなども書きおとしていない。

「楠本《くすもと》いね」はシーボルトと長崎の遊女其扇との間に出来た娘であり、この波瀾にみちた洋方女医としての生涯こそ数奇をきわめるものだった。この短篇を発展させて作者は昭和五十三年『ふぉん・しーほるとの娘』上下二巻にまとめている。題材からみて当然のなりゆきだが、もちろん短篇はその焦点になるものを切れ味よく描いている。

楠本いねの混血女性としての苦難の生涯に比して日本最初の女医「荻野《おぎの》ぎん」の女性蔑視の時流の中での不撓不屈の苦闘も思いあわされる。自己の才能にも確とした自負を失わぬ一方、年下の男性との恋愛にもひたむきな女としての一面を合わせ持つ荻野ぎんの息のつまるような生涯は、どの作品も同様だが一篇三十枚とは到底思えぬ煮詰まった内容になっている。

これら凝縮した短篇はそれぞれ「前野《まえの》良沢《りょうたく》」は長篇『冬の鷹』に、「中川《なかがわ》五郎治《ごろうじ》」は『北天の星』、「笠原《かさはら》良策《りょうさく》」は『めっちゃ医者伝』、「高木《たかき》兼寛《かねひろ》」は『白い航跡』にという風に、作者はそれぞれを長篇に丹念に仕上げて、いずれも十分な評価を与えられた。それをみてもこの作家にとって『日本医家伝』がいかに運命的なものだったかを感じさせられる。

作者の『私の好きな悪い癖』という随筆集に『『日本医家伝』と岩本さん』という一篇がある〔本書所収〕。同人雑誌時代から目をかけてくれていた「早稲田文学」の編集長だった岩本常雄氏から自分の興した草土社の医学関係の季刊誌「クレアタ」に医家評伝を書くように依頼され、恩義のある人だけに即座に承諾したものの、未知の世界だけに大きな不安を感じたという。苦しみに満ちた一回三十枚の連載だったが、それが思わぬ開花を見たと自ら述懐しつつ、編集者と作家との出会いについて、またその因縁の深さについて感銘深く語っている。われわれにとってもこの医家伝の仕事が『戦艦武蔵』という戦記ものの系列とは別個に、作者のより息の長い多彩な主題となっていったのを痛感する。同時に『ふぉん・しーほるとの娘』、そして『北天の星』、さらに『白い航跡』といった文庫版の巻末解説を担当してみて、『日本医家伝』諸篇が長篇の核として内包しているものの密度を考えさせられた。

　近代医学の端緒となる解剖は実証主義のオランダ医学に刺戟をうけて進められるが、従来の漢方医の空気から抜け出した「山脇東洋《やまわきとうよう》」によって日本最初の腑分の実見という得がたい成果をみる。残忍な行為は聖賢の教えに反するというはげしい批判や、死体の解剖は病気治療に全く無価値であるという反論まで、医術の進歩のつきあたる矛盾はいつの時代でも同様とはいえ、時代が時代だけにその深刻さは現代の想像をはるかにこえるものであろう。一方で当時の医家の社会的地位の低さから武家出の後妻にさげすみをうけて妻に去られるという山脇東洋の経歴への関心も小説家らしくふれている。解剖を手がけた刑死人を自分の菩提寺に手厚く埋葬した東洋の行為に、傑出した冷厳な医家であると同時に人間性を失わぬものとして評価した作者は、医家伝連載の当初、心臓移植を素材にした朝日新聞連載の『神々の沈黙』を手がけて医術と人間の先端的課題の渦中にいた。『冬の鷹』は、後世杉田玄白によって独占されて伝えられがちな『解体新書』の共同翻訳者というよりむしろ中心の牽引者だった「前野良沢」が、学者的良心から自らその名を消去したという短篇に書かれた興味ある事実をふまえて、その仔細を長篇として再構築したものだった。

一方、このもしき共同研究者のすがたを私たちは短篇集末尾の「秦《はた》佐《さ》八郎《はちろう》」に読むことができる。天才肌のドイツ細菌学者エーリッヒと精密機械のような正確さをつねに自らに求める秦佐八郎との名コンビによって梅毒のサルバルサン、いわゆる俗称六〇六号の成果がもたらされる。作者はその両者の個性的な性格の対比に関心をいだいたといっているが、エーリッヒは当面の研究対象にしか関心も興味もなく、もの忘れのひどい彼と手堅さ抜群の秦との共同作業の第一日目にあたる再会の様子など、まことにユーモラスでおもしろい。

作者が連載の最初に手がけたのが「相良知安」だったというのはうなずける気がする。医家評伝という異質な世界に踏み込もうとするとき、小説家吉村昭の関心をそそる素材としてかっこうのものだったにちがいない。ドイツ医学を主流にすえるという医学の国家的方向づけに最も力をふるったのが相良知安であった。幕府崩壊のきっかけとなった鳥羽伏見の戦いには新式の兵器が投入され、銃砲弾による死傷者の手当ては従来の医療ではかなえって逆効果で、英国公使パークスの意を受けたウイリアム・ウイリスの献身的な治療によって刮目的成果をあげた。そのため英国医学はまさに新政府医療の主流になろうとしていた。しかしドイツ医学を至上と信奉する相良はこれに反撃して、持ち前の激情的な性格をもって精力的にドイツ医学を推進してついに実現をはかる。その間大学別当の要職にあった旧藩主山内容堂にも強硬に建言してうとまれるなど、その性格がわざわいして第一大学区医学校（現・東京大学医学部）学長、文部省医務局長の要職につきながら、ついには芝区明神町に身をひそめるという落魄《らくはく》の生涯を終る。長篇『めっちゃ医者伝』の主人公となる種痘の普及につとめた「笠原良策」や、初代陸軍軍医総監に就任しながら二度も謹慎処分を受けた奇行のもちぬし「松本良順《まつもとりょうじゅん》」への関心などいかにも作家的好奇心を反映している。

しかし相良知安の強引な建言によって方向転換した医学行政は、ウイリスの処遇を相良の訴えに耳を傾けた西郷隆盛によって鹿児島医学校の主管者として変更させ、旧薩摩藩出身の「高木兼寛」という偉才を誕生させる遠因となった。ドイツ医学の原理に忠実な陸軍の森鷗外とはげしく対立しながらも海軍に麦めしを採用させ日本から脚気追放の画期的業績を確立した、英国流に臨床を尊重する立場の高木の運命にまで波及したといえる。上下二巻の長篇『白い航跡』は、短篇の主題であった経緯に加え、作家吉村昭にとっても超一流の文学者森鷗外と高木兼寛との、陸海両軍医総監の真っ向からの対立は最も興味深い刺激的なテーマとしてうかびあがってきたにちがいない。

日本で最初に種痘をこころみて成功した中川五郎治は、幕末日露交渉のいけにえのようにシベリヤへ抑留され、そこから脱出を再度こころみたが成功せず、まさに冒険譚そのもののの半生をおくる。『北天の星』を読んで、小説の面白さをあらためて経験し少年のような新鮮な感動を久々おぼえたことは書評でしるし、同書文庫の巻末解説でも書いた。その主人公「中川五郎治」が最初に登場するのが『日本医家伝』である。埋もれた存在だった五郎治に脚光を当てた点で注目すべきものであろう。ともあれ『日本医家伝』が作者にとって運命的なものであるのを感じさせるように、読者にとってもこの短篇集は吉村昭の世界への親しみとなつかしさを与えてくれる。

（講談社文庫・新装版より再録）

『日本医家伝』

単行本　講談社、一九七一年八月刊

文　庫　講談社文庫、一九七三年十二月刊／同　新装版、二〇〇二年一月刊

『日本医家伝』の医家を描いた長編作品

笠原良策　『めっちゃ医者伝』一九七一年。八八年『雪の花』に加筆し改題

前野良沢　『冬の鷹』一九七四年

中川五郎治　『北天の星』一九七五年

楠本いね　『ふぉん・しーほるとの娘』一九七八年

高木兼寛　『白い航跡』一九九一年

松本良順　『暁の旅人』二〇〇五年

編集付記

一、本書は『新装版日本医家伝』（講談社文庫、二〇〇二年一月）を底本とし、新たにエッセイ「『日本医家伝』と岩本さん」を収録し、文庫化したものである。

一、底本中、明らかな誤植と考えられる箇所は訂正し、難読と思われる語には新たにルビを付した。

中公文庫

日《に》本《ほん》医《い》家《か》伝《でん》

2023年 8 月25日　初版発行

著　者　吉《よし》 村《むら》　昭《あきら》

発行者　安 部 順 一

発行所　中央公論新社
〒100-8152　東京都千代田区大手町 1-7-1
電話　販売 03-5299-1730　編集 03-5299-1890
URL https://www.chuko.co.jp/

ＤＴＰ　嵐下英治
印　刷　三晃印刷
製　本　小泉製本

Published by CHUOKORON-SHINSHA, INC.
Printed in Japan　ISBN978-4-12-207410-1 C1193

各書目の下段の数字はISBNコードです。978－4－12が省略してあります。

中公文庫既刊より

よ-13-13	少女架刑 吉村昭自選初期短篇集Ⅰ	吉村 昭	歴史小説で知られる著者の文学的原点を示す初期作品集（全二巻）。「鉄橋」「星と葬礼」等一九五二年から六〇年までの七編とエッセイ「遠い道程」を収録。	206654-0
よ-13-14	透明標本 吉村昭自選初期短篇集Ⅱ	吉村 昭	死の影が色濃い初期作品から芥川賞候補となった表題作、太宰治賞受賞作「星への旅」ほか一九六一年から六六年の七編を収める。〈解説〉荒川洋治	206655-7
よ-13-15	冬の道 吉村昭自選中期短篇集	吉村 昭 池上冬樹 編	透徹した視線、研ぎ澄まされた文体。『戦艦武蔵』以降、昭和後期までの「中期」に書かれた作品群から、吉村文学の結晶たる十篇を収録。〈編者解説〉池上冬樹	207052-3
よ-13-16	花 火 吉村昭後期短篇集	吉村 昭 池上冬樹 編	生と死を見つめ続けた静謐な目は、その晩年に何をとらえたか。昭和後期から平成十八年までに著された、遺作「死顔」を含む十六篇。〈編者解説〉池上冬樹	207072-1
よ-13-10	碇 星	吉村 昭	葬儀に欠かせぬ男に、かつての上司から特別な頼みごとが……。表題作ほか全八篇。暮れゆく人生を静かに見つめ、生と死を慈しみをこめて描く作品集。	204120-2
よ-13-9	黒 船	吉村 昭	ペリー艦隊来航時に主席通詞としての重責を果し、のち日本初の本格的英和辞書を編纂した堀達之助の劇的な生涯をたどった歴史長篇。〈解説〉川西政明	202102-0
よ-13-3	花渡る海	吉村 昭	極寒のシベリアに漂着、わが国に初の西洋式種痘法をもたらしながら、発痘の花を咲かせることなく散った海の男の生涯を追う長篇。〈解説〉菅野昭正	201545-6

よ-13-7
月夜の魚
吉村 昭
人は死に向って行列すると怯える小学二年生。蛍のように短い生を終えた少年。一家心中する工場主。さまざまな死の光景を描く名作集。〈解説〉奥野健男
201739-9

よ-13-2
お医者さん・患者さん
吉村 昭
患者にとっての良い医者、医者からみた良い患者とは？ 20歳からの大病の体験を冷厳にまたおかしく描き、医者と患者の良い関係を考える好エッセイ。
201224-0

よ-13-8
蟹の縦ばい
吉村 昭
小説家にとっての憩いとは何だろう。時には横ばいしない蟹のように仕事の日常を逸脱してみたい。真摯な作家の静謐でユーモラスなエッセイ集。
202014-6

お-2-12
大岡昇平 歴史小説集成
大岡昇平
「挙兵」「吉村虎太郎」など長篇『天誅組』に連なる作品群ほか、「高杉晋作」「竜馬殺し」「将門記」など戦争小説としての歴史小説全10編。〈解説〉川村 湊
206352-5

や-1-2
安岡章太郎 戦争小説集成
安岡章太郎
軍隊生活の滑稽と悲惨を巧みに描いた長篇「遁走」ほか、短篇五編を含む文庫オリジナル作品集。巻末に開高健との対談「戦争文学と暴力をめぐって」を併録。
206596-3

も-4-1
渋江抽斎
森 鷗外
推理小説を読む面白さ、鷗外文学の白眉。弘前津軽家の医官の伝記を調べ、その追求過程を作中に織り込んで伝記文学に新手法を開く。〈解説〉佐伯彰一
201563-0

や-32-5
北里柴三郎（上） 雷《ドンネル》と呼ばれた男 新装版
山崎光夫
念願のドイツ留学を果たした柴三郎。「細菌学の祖」コッホの下、世界で初めて破傷風菌の純粋培養を成功させる。近代日本医学の父の生涯を描いた伝記小説。
206747-9

や-32-6
北里柴三郎（下） 雷と呼ばれた男 新装版
山崎光夫
柴三郎は香港での命懸けの調査により、ペスト菌を発見する。一方、東大閥との争いから、自らが設立した伝染病研究所を失うことに――。〈解説〉大村 智
206748-6

各書目の下段の数字はISBNコードです。978-4-12が省略してあります。

む-28-1 幕末　非命の維新者　村上一郎

大塩平八郎、橋本左内から真木和泉守、伴林光平まで。歌人にして評論家である著者が非命に倒れた維新者たちの心情に迫る、幕末の精神史。〈解説〉渡辺京二

206456-0

は-73-1 幕末明治人物誌　橋川文三

吉田松陰、西郷隆盛から乃木希典、岡倉天心まで。歴史に翻弄された敗者たちへの想像力に満ちた出色の人物論集。文庫オリジナル。〈解説〉渡辺京二

206457-7

ち-8-1 教科書名短篇　人間の情景　中央公論新社編

司馬遼太郎、山本周五郎から遠藤周作、吉村昭まで。人間の生き様を描いた歴史・時代小説を中心に中学教科書から厳選。感涙の12篇。文庫オリジナル。

206246-7

ち-8-2 教科書名短篇　少年時代　中央公論新社編

ヘッセ、永井龍男から山川方夫、三浦哲郎まで。少年期の苦く切ない記憶、淡い恋情を描いた佳篇を中学教科書から精選。珠玉の12篇。文庫オリジナル。

206247-4

ち-8-9 教科書名短篇　家族の時間　中央公論新社編

幸田文、向田邦子から庄野潤三、井上ひさしまで。かけがえのない人と時を描いた感動の16篇。中学教科書から精選する好評シリーズ第三弾。文庫オリジナル。

207060-8

ち-8-10 教科書名短篇　科学随筆集　中央公論新社編

寺田寅彦、中谷宇吉郎、湯川秀樹をはじめ、岡潔、矢野健太郎、福井謙一、日高敏隆七名の名随筆を精選。国語教科書の名文で知る科学の基本。文庫オリジナル。

207112-4

な-12-16 悪霊列伝　永井路子

古来、覇権争いに敗れ無惨に死んでいった者は、死後〝悪霊〟となり祟りを及ぼすと信じられた。心と歴史の闇を描く歴史評伝。〈解説〉宮部みゆき・山田雄司

207233-6

い-126-1 俳人風狂列伝　石川桂郎

種田山頭火、尾崎放哉、高橋鏡太郎、西東三鬼……。破滅型、漂泊型の十一名の俳人たちの強烈な個性と凄まじい生きざまと文学を描く。読売文学賞受賞作。

206478-2